eHealth in de praktijk

Handreiking voor iedereen die wil kennismaken of starten met eHealth

eHealth in de praktijk

Handreiking voor iedereen die wil kennismaken of starten met eHealth

Saskia Timmer

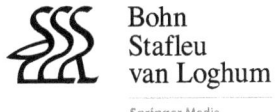
Bohn Stafleu van Loghum
Springer Media

Houten 2011

© 2011 Bohn Stafleu van Loghum, onderdeel van Springer Media
Alle rechten voorbehouden. Niets uit deze uitgave mag worden verveelvoudigd, opgeslagen in een geautomatiseerd gegevensbestand, of openbaar gemaakt, in enige vorm of op enige wijze, hetzij elektronisch, mechanisch, door fotokopieën of opnamen, hetzij op enige andere manier, zonder voorafgaande schriftelijke toestemming van de uitgever.
Voor zover het maken van kopieën uit deze uitgave is toegestaan op grond van artikel 16b Auteurswet j° het Besluit van 20 juni 1974, Stb. 351, zoals gewijzigd bij het Besluit van 23 augustus 1985, Stb. 471 en artikel 17 Auteurswet, dient men de daarvoor wettelijk verschuldigde vergoedingen te voldoen aan de Stichting Reprorecht (Postbus 3060, 2130 KB Hoofddorp). Voor het overnemen van (een) gedeelte(n) uit deze uitgave in bloemlezingen, readers en andere compilatiewerken (artikel 16 Auteurswet) dient men zich tot de uitgever te wenden.

Samensteller(s) en uitgever zijn zich volledig bewust van hun taak een betrouwbare uitgave te verzorgen. Niettemin kunnen zij geen aansprakelijkheid aanvaarden voor drukfouten en andere onjuistheden die eventueel in deze uitgave voorkomen.

ISBN 978 90 313 9126 4
NUR 801

Ontwerp omslag: A-Graphics Design, Apeldoorn
Foto's: Hubert Diemel

Bohn Stafleu van Loghum
Het Spoor 2
Postbus 246
3990 GA Houten

www.bsl.nl

INHOUD

INLEIDING	**9**
1. WAAROM EHEALTH?	**13**
1.1 DE MAATSCHAPPIJ GAAT ONLINE	13
1.2 DE ZORG GAAT ONLINE	14
1.3 HEALTH2.0, ZORG2.0	16
2. EHEALTH, WAT IS HET?	**19**
2.1 EHEALTH	19
2.2 EHEALTH-INTERVENTIES	21
3. EHEALTH-INTERVENTIES	**27**
3.1 ONLINE INFORMATIE	27
3.2 SOCIAL MEDIA	33
3.3 ONLINE ZELFTESTEN	37
3.4 E-COMMUNICATIE	40
3.5 VIDEOCOMMUNICATIE	43
3.6 DOMOTICA EN AMBIENT TECHNOLOGY	45
3.7 ZORG-OP-AFSTAND	50
3.8 SERIOUS GAMES	52
3.9 ONLINE (ZELFHULP)CURSUS	53
3.10 ONLINE BEHANDELING	56
3.11 PORTALEN	59
3.11.1 Personal Health Record	63
3.11.2 Instellingsspecifiek (patiënten)portaal	65
3.11.3 Doelgroepspecifiek patiëntenportaal	66
3.12 DE MENING VAN	67
4. INVLOED OP DE GEZONDHEIDSZORG	**75**
4.1 EFFECTIVITEIT, EFFICIËNTIE EN EMPOWERMENT	75
4.2 KANSEN VOOR DE GEZONDHEIDSZORG	79
4.3 KWALITEIT VAN ZORG	85
4.4 KANSEN EN AANDACHTSPUNTEN VOOR DE ZORGORGANISATIE	87
4.5 DE MENING VAN	94

5. IMPLEMENTATIE — 99

5.1 INLEIDING — 99
5.2 ZORGVISIE & PROCESSEN — 100
5.3 KWALITEIT VAN ZORG — 105
5.4 HRM — 107
5.5 BEDRIJFSVOERING — 111
5.6 DE MENING VAN — 115

6. INVLOED OP DE ZORGVERLENER — 117

6.1 TAAKINHOUD — 117
6.2 PROCESHERINRICHTING — 119
6.3 EMPOWERMENT — 121
6.4 COMMUNICATIE — 124
6.5 DE MENING VAN — 129

7. STARTEN MET EHEALTH; TIPS — 137

8. TOEKOMST — 143

BIJLAGE 1: BEGRIPPENLIJST — 149

BIJLAGE 2: EHEALTH EN EMPOWERMENT — 152

B2.1 WAT IS EMPOWERMENT — 152
B2.2 EMPOWERMENT VOOR PATIËNT EN ZORGVERLENER — 153
B2.3 EMPOWERMENT EN PATIËNTEN — 154
B2.4 EMPOWERMENT EN ZORGVERLENERS — 155
B2.5 VERGELIJKEND — 156
B2.6 EHEALTH EN EMPOWERMENT — 157
B2.7 VERPLICHTING TOT EMPOWERMENT — 158

LITERATUUR — 159

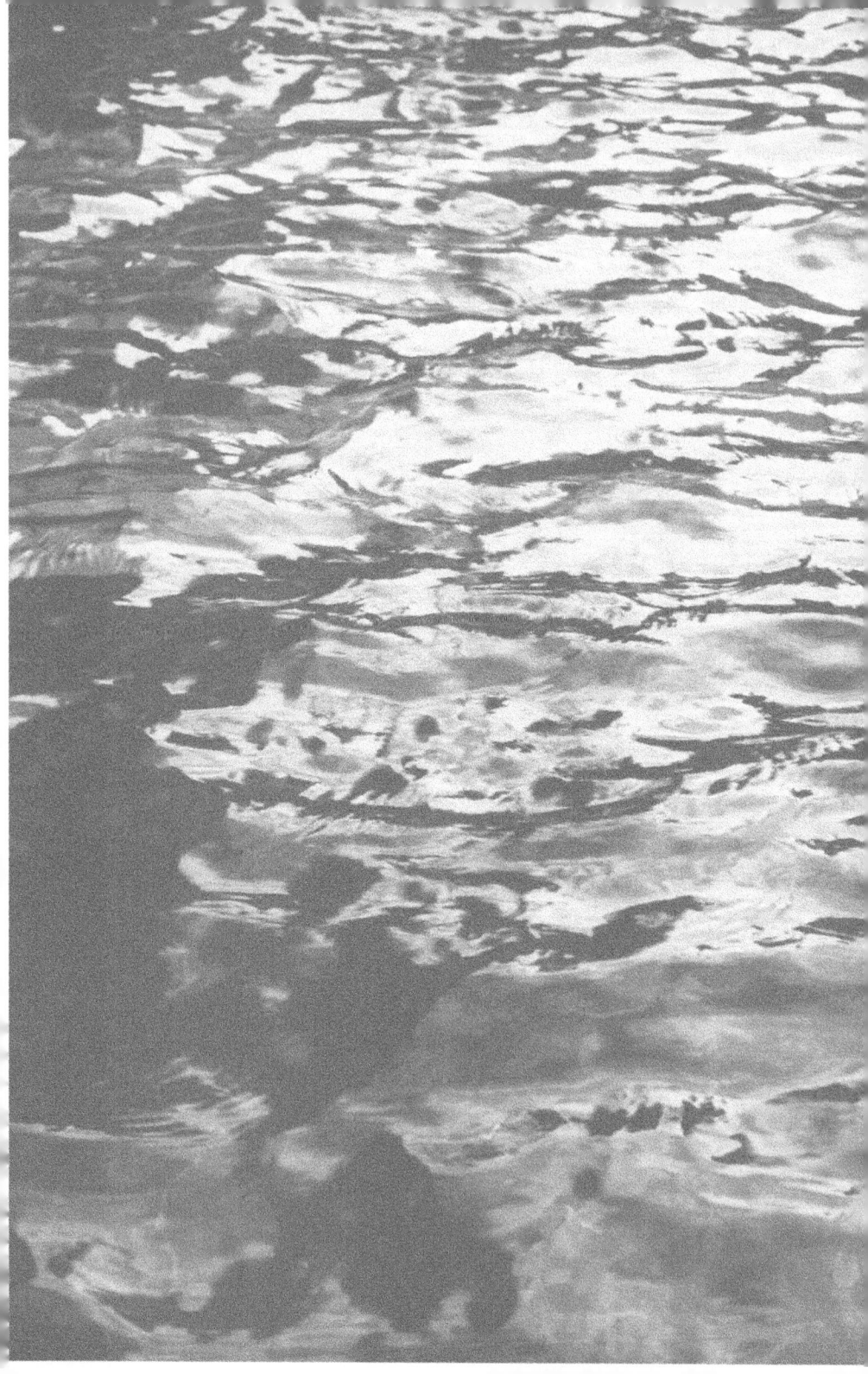

Inleiding

eHealth is sterk in opkomst. In alle zorgsectoren zijn wel een of meerdere pilots te vinden. De eHealth-initiatieven bevinden zich in verschillende stadia, van een voorzichtig experiment tot opschaling van eHealth-hulpverleningsvormen na goede eerste ervaringen.

Maar wat verstaan we eigenlijk onder eHealth? Het begrip eHealth is een containerbegrip. Het staat voor 'het gebruik van informatie- en communicatietechnologieën, met name internettechnologie, bedoeld om de gezondheid en gezondheidszorg te ondersteunen of te verbeteren' (RVZ, 2002). Deze definitie van de RVZ wordt in meerdere publicaties gebruikt.

eHealth is een nieuwe ontwikkeling in de zorg[1]. Dat is interessant, want nieuwe ontwikkelingen beïnvloeden over het algemeen de dagelijkse routine. De vraag is of we de impact van eHealth kunnen voorzien. Kunnen we voorspellen wat technologie kan betekenen voor de gezondheidszorg, de uitvoering en de kwaliteit ervan, maar ook voor de patiënt en diens rol? Is het überhaupt mogelijk om te voorzien wat de impact van innovaties is? Daarom een uitstapje naar bepalende uitvindingen in de afgelopen eeuw. Is het bekend dat:

- ✓ De uitvinding van de Post-it, de gele memo's die op ieder kantoor te vinden zijn, eigenlijk een vergissing was: een lijm die niet voldeed, die onvoldoende plakkracht had. Een prachtige en zeer nuttige uitvinding, die voor veel kantoormedewerkers onmisbaar is geworden.

- ✓ De eerste vaatwasser niet meer was dan 8 kunsthanden die borden door het water heen en weer bewogen, ontwikkeld in 1879 voor een restaurant in Parijs. Inmiddels, anderhalve eeuw later heeft zelfs een groot deel van de studentenhuishoudens een vaatwasser.

- ✓ De couveuse als idee is afgekeken van de broedmachine voor eieren voor exotische vogels. Een houten kist met dubbele wanden gevuld met zaagsel en een reservoir met warm water aan de onderkant om de ruim-

---

[1] De term zorg wordt gebruikt waar het behandeling, zorgverlening of begeleiding betreft.

te daarboven te verwarmen. Een bijzonderheid destijds. Tegenwoordig heeft ieder ziekenhuis een couveuse.

Hadden we destijds deze ontwikkelingen en het huidige gebruik op kantoor, thuis en in de zorg kunnen voorzien?

Nogmaals de vraag: kunnen we voorspellen wat de mogelijkheden en kansen van eHealth zijn? Waarschijnlijk niet, omdat de technologische ontwikkelingen de afgelopen 30 jaar in een dusdanige versnelling zijn gekomen dat we met onze huidige 'beperkte' kennis, niet kunnen bedenken wat er allemaal mogelijk is. Het is desondanks toch zinvol deze ontwikkeling te volgen en de impact op de gezondheidszorg in kaart te brengen. Alle reden om een boek te wijden aan eHealth en de invloed ervan op de gezondheidszorg.

Dit boek geeft inzicht in eHealth als fenomeen en verschaft basisinformatie waar zorgverleners en patiënten hun voordeel mee kunnen doen. Het brengt in beeld wat de invloed van eHealth is op de gezondheidszorg, op de patient, op de zorgverlener en de zorgorganisatie. Beschreven wordt hoe e-Health een bijdrage kan leveren aan patiëntempowerment en duurzame gezondheidszorg[2]; een toekomstbestendig zorgsysteem met efficiënte zorgcapaciteit en kwaliteit.

eHealth wordt zorgsectoroverstijgend beschreven. Kennis en praktijkervaringen vanuit de somatische en geestelijke gezondheidszorg, de care en de cure, worden naast elkaar geplaatst. Het is van belang te leren van elkaars ervaringen en kennis te delen door de verschillende zorgsectoren heen. In dit boek dus geen schotten in de zorg of in kennis. Dit kan omdat de invloed van eHealth, de ervaringen, de mogelijkheden en uitdagingen op hoofdlijnen universeel zijn.

Naast theoretische kennis over eHealth biedt het boek praktijkvoorbeelden om de inhoud verder te concretiseren. Als eerste wordt ingegaan op eHealth en de afzonderlijke eHealth-interventies en de waarde hiervan voor de patient in het zorgproces. Aansluitend wordt uitgebreider stilgestaan bij de invloed op de gezondheidszorg. Vervolgens is beschreven wat het voor de

---

[2] In bijlage 1 is een begrippenlijst opgenomen, waar ook de uitleg van de begrippen empowerment en duurzame gezondheidszorg te vinden is.

zorgorganisatie en de zorgverlener betekent om met eHealth te werken, waarbij aandacht is voor het implementatietraject en aanpassing van de werkwijze. In de laatste hoofdstukken zijn enkele tips te vinden en wordt een blik geworpen op de toekomst van eHealth. In bijlage 1 is een begrippenlijst opgenomen. Het begrip empowerment wordt in bijlage 2 uitgebreider toegelicht omdat dit een belangrijke bouwsteen van duurzame gezondheidszorg is.

De praktijk ontwikkelt zich nog voortdurend. eHealth is een onderwerp dat zich kenmerkt door een dynamische ontwikkeling van applicaties en kennis. Het boek en de website www.duurzamegezondheidszorg.nl vormen een geheel. Op deze site zijn vele voorbeelden uit de praktijk, uit het boek en andere, uitgebreider toegelicht. Er is ook een forum te vinden, waar gediscussieerd kan worden over eHealth en aanverwante onderwerpen.

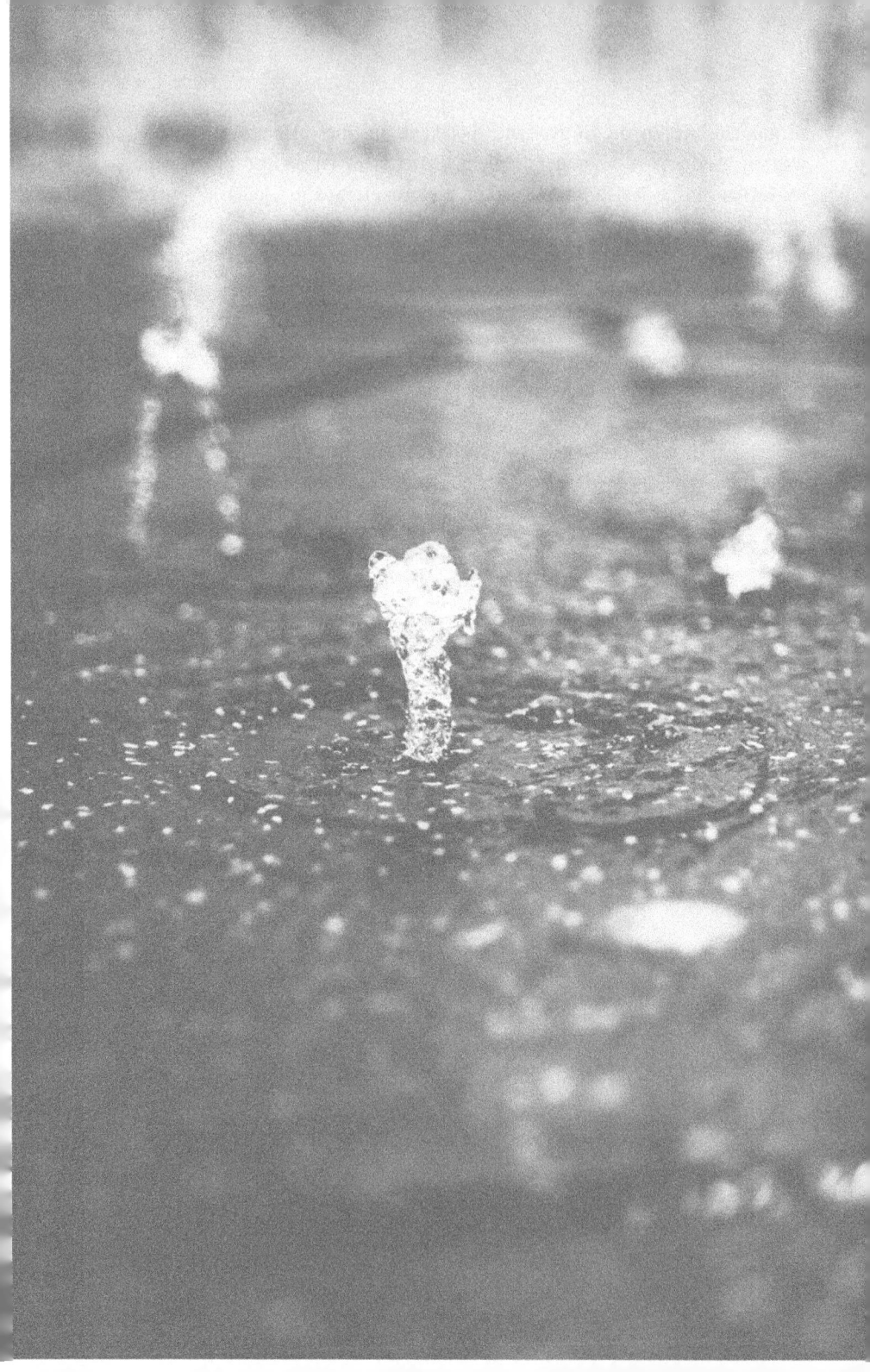

1. Waarom eHealth?

1.1 De maatschappij gaat online

In de maatschappij is sinds de komst van internet sprake van een digitalisering van diensten en gedrag. Online winkelen wordt steeds gewoner, denk aan de aanschaf van de dagelijkse boodschappen via www.appie.nl of het kopen van boeken bij www.bol.com. De consument shopt in de internetwinkel voor kleding, apparatuur en allerlei andere zaken. Als er informatie gezocht wordt gebeurt dit online waar eerder nog op teletekst gekeken werd. Muziek en video's worden gedownload van internet of bekeken via video-on-demand in plaats van gehuurd in de videotheek of gekocht bij de muziekwinkel. Ook in de dienstverlening is sprake van een digitalisering. Banken hebben een online helpdesk, bieden het gebruik van een online huishoudboekje of chatsessies voor starters over de hypotheek aan. Online dienstverlening naast of in plaats van de reguliere dienstverlening. Er wordt ook wel gesproken over online en offline diensten of over online en face-to-face (van persoon tot persoon) contacten en diensten. Kortom, de komst van internet, met name Web2.0 heeft invloed op ons dagelijkse reilen en zeilen.

Een klein testje: hoe digitaal schat u uzelf op een schaal van 1 – 10?
Mijn schatting is ....
Kruis hieronder de online activiteiten aan die op u van toepassing zijn:
0   Mailen, ook privé.
0   Online informatie zoeken.
0   Online winkelen: boodschappen, kleding, vakanties boeken, enz.
0   Online bankieren.
0   Muziek of films downloaden.
0   Chatten.
0   Skypen.
0   Twitteren.
0   Facebook-/Hyves-account.
0   LinkedIn-account.
0   Online (YouTube) filmpjes kijken en/of plaatsen.
En....... hoe digitaal bent u?

Mogelijk digitaler dan gedacht. Dat is eveneens een trend van de afgelopen jaren. Niet alleen zijn de digitale mogelijkheden toegenomen maar ook het kennisniveau van de gemiddelde burger is de afgelopen decennia gestegen. Parallel daaraan groeien de vaardigheden van de burger, om de digitale middelen in het dagelijkse leven te gebruiken, mee. Voor de ene doelgroep sneller dan voor de andere, maar duidelijk is dat de maatschappij en de burger online zijn.

1.2 De zorg gaat online

De gezondheidszorg digitaliseert. eHealth kent een enorme vlucht sinds de komst van internet in 1996. Maar waarom eigenlijk? De ontwikkeling van eHealth kent twee belangrijke dragers. Er is een verandering gaande die de rol en zorgvraag van de patiënt betreft: een vraag om meer zelfsturing en regie. Dit is een eigenstandige beweging. Tegelijkertijd is er vanuit de politiek en de maatschappij een groeiend besef dat in de komende decennia een zorgcapaciteitsprobleem ontstaat. Dit wordt versterkt door de noodzaak tot bezuiniging in de zorg. Beide ontwikkelingen worden hierna toegelicht.

Veranderende rol en zorgvraag

De burger van nu stelt andere eisen aan de zorg. Vanwege een toegenomen opleidingsniveau en verbeterde materiële mogelijkheden is hij mondiger geworden. Hij wil meer regie en meer zeggenschap in eigen leven, dus ook in de zorg die nodig is. De patiënt van nu wil zelf mee kunnen bepalen hoe de benodigde zorg geboden en geïntegreerd wordt in zijn leven. Ouderen willen, ook als zij zorg nodig hebben, zelfstandig blijven wonen. In de chronische somatische zorg komt steeds meer de vraag naar mogelijkheden tot zelfmanagement van de aandoening. Mensen met een zorgvraag willen geïnformeerd zijn over de aandoening, de behandelmogelijkheden en mede de zorgkeuzes maken. Een grote groep patiënten wacht niet meer af tot de dokter hen informeert. Ze zoeken actief naar informatie over ziekte en gezondheid, zowel op internet als in brochures of boeken. Door internet is informatie toegankelijk geworden en kan de patiënt zelf de regie nemen.

Een Europese studie (UMC Utrecht, 2009) laat zien dat de overheid in een groot aantal landen de roep om autonomie van de zorgvragende burger wil ondersteunen. In 2011 is dit door het kabinet verder opgepakt, zij hebben ondersteuning van zelfmanagement (via eHealth) als speerpunt opgenomen in het regeerakkoord.

Leidende elementen voor meer autonomie zijn onder andere het versterken van de eigen regie en het waarderen van het ervaringsverhaal van de patiënt. De achterliggende gedachte is dat een mondige patiënt een positieve invloed heeft op de kwaliteit van zorg en dat dit het leven voor de patiënt verbetert. In de gehele gezondheidszorg zien we een trend om de ervaringsdeskundigheid van de patiënt te benutten en patiëntparticipatie te bevorderen. Patiëntparticipatie en mondigheid van de patiënt zijn uitwerkingen van het begrip patiëntempowerment. De herwaardering van het begrip patiëntempowerment wordt onderschreven en omarmd door deskundigen en patiënten in het (eHealth) veld. De eerste e-patiënten ontstaan; patiënten die online hun kennis delen en zo hun rol in de gezondheidszorg vormgeven en opeisen. Empowerment pur sang. De term empowerment is daarmee opnieuw actueel in de gezondheidszorg, eHealth een middel om dit mede vorm te geven.

Capaciteit

Het capaciteitsprobleem in de zorg ontstaat door een combinatie van factoren. De toenemende vergrijzing is er één van. In 2000 was nog slechts 1 procent van de bevolking ouder dan 65 jaar, de verwachting is dat dit in 2030 rond de 25 procent zal liggen (KenL, 2008). De toename van ouderen zorgt voor een stijgende zorgvraag. Dat ook een veranderde leefstijl (verkeerd voedingspatroon, gebrek aan beweging) van invloed is op de groei van de zorgvraag is evident. Daarnaast hebben de verbeterde diagnostische mogelijkheden en de toegenomen behandelmogelijkheden als effect dat de langdurige zorgvraag toeneemt omdat men langer kan leven met één of meerdere chronische ziekten. De kans om als individu meerdere (chronische) aandoeningen te ontwikkelen neemt toe door de langere levensduur.

De vraag om langdurige chronische zorg en begeleiding beperkt zich niet alleen tot de somatische gezondheidszorg. Ook in de GGZ is aandacht voor

eHealth in de praktijk

de langdurige zorgvraag van mensen met ernstige psychiatrische aandoeningen. Duidelijk is dat zij vragen om langdurige en continue begeleiding en/of behandeling. In de gehele gezondheidszorg is de vraag om flexibele inzet van zorg, op meerdere levensgebieden, tijdens het hele leven zichtbaar, wat leidt tot een stijging van de zorgvraag en de zorgkosten in de nabije decennia.

Uitgesproken en gedeelde mening onder beleidsmakers is dat de sector de verwachte zorgvraag in de toekomst, bij onveranderd beleid, niet kan opvangen. Andere zorg en andere coördinatie van zorg zijn nodig om de capaciteitsvraag adequaat te kunnen beantwoorden. Daarbij komt dat er tevens sprake is van een toekomstige arbeidskrapte. Het beschikbare zorgpersoneel zal, wederom vanwege de vergrijzing, niet evenredig meestijgen. Bij ongewijzigd beleid zal in 2030 25 procent van de beroepsbevolking in de zorg moeten werken om aan de vraag tegemoet te komen (KenL, 2008). Dit is geen reëel perspectief gezien de demografische ontwikkeling maar ook vanwege de impact op de economie in Nederland. Dit vraagt om een andere benadering van het capaciteitsvraagstuk.

Wanneer we dit plaatsen naast de op komst zijnde bezuinigingen in de zorg wordt duidelijk dat verandering in deze sector niet langer een luxe maar een noodzaak is. eHealth biedt volgens velen kansen voor meer efficiëntie en effectiviteit in de gezondheidszorg en wordt daarom als een belangrijk vehikel voor de ontwikkeling van duurzame zorg gezien.

1.3 Health2.0, Zorg2.0....

Health2.0 of Zorg2.0 is een term gebaseerd op de versieaanduiding van internet van afgelopen 15 jaar. Van Web1.0 naar Web2.0[3]: internet waarbij actief participeren mogelijk is. In de zorg wordt de aanduiding 2.0 eveneens

---

[3] Web1.0 is de term die men achteraf gebruikte voor het internet dat in de jaren '90 voor de particulier beschikbaar werd en waar men vooral informatie kon opzoeken: eenrichtingsverkeer. Inmiddels spreekt men over Web2.0, het huidige internet waarin men niet alleen informatie kan opzoeken, maar ook zelf informatie kan toevoegen.

gebruikt om de ontwikkeling van eenrichtingsverkeer naar tweerichtingsverkeer in de zorgverlening aan te duiden. De term Health2.0 of Zorg2.0 deed daarmee zijn intrede in de wereld van gezondheidszorg en eHealth. Daarbij spreken enkelen liever over Participatory Healthcare (Engelen, 2010) of Gezondheid2.0 (RVZ, 2010) in plaats van Health2.0 of Zorg2.0. De kern blijft echter hetzelfde, het gaat om een nieuwe wijze van zorg verlenen waarbij de regie niet langer alleen bij de zorgverlener ligt. Patiënt en zorgverlener delen gezamenlijk de regie, brengen samen kennis in en zijn gezamenlijk verantwoordelijk voor goede zorgverlening. De patiënt participeert en de relatie tussen zorgverlener en patiënt kenmerkt zich door communicatie en interactie. De gedachte is dat door de integratie van eHealth (inclusief de social media) mogelijkheden ontstaan om deze beweging van tweerichtingsverkeer en samenwerking te ondersteunen.

De maatschappij digitaliseert, zo ook de zorg. Het capaciteitsprobleem en de veranderende patiënt zijn twee belangrijke dragers voor eHealth. Het benutten van ICT in de zorg (eHealth) kan de efficiëntie en effectiviteit van de zorg vergroten en biedt kansen voor patiëntempowerment. Dit draagt bij aan de ontwikkeling van duurzame gezondheidszorg: efficiënte zorgverlening waarbij patiënt en zorgverlener vanuit gedeelde verantwoordelijkheid en regie samenwerken.

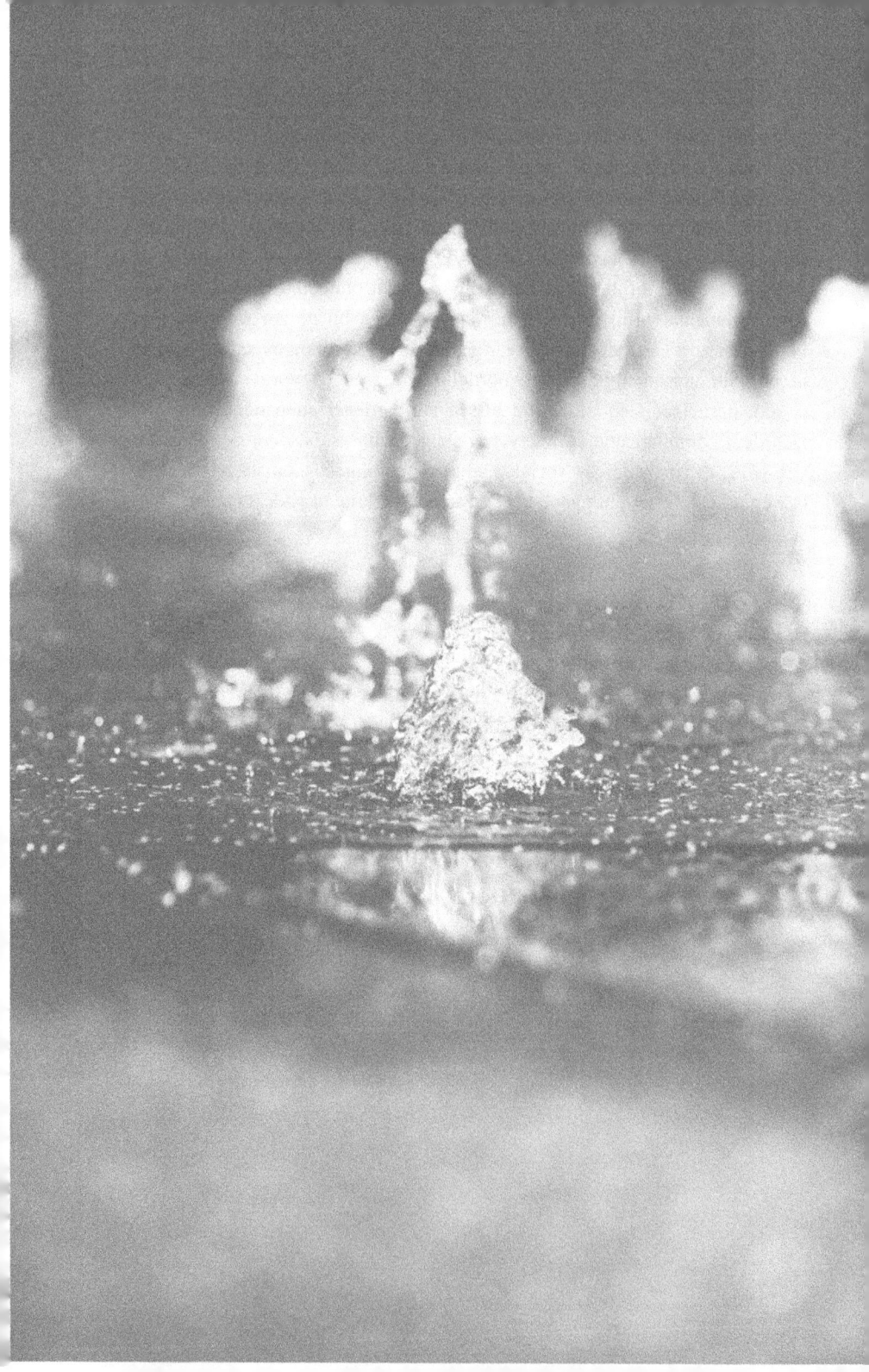

2. eHealth, wat is het?

Duidelijk is dat eHealth een fenomeen is dat niet meer weg te denken is uit de gezondheidszorg. Het is een fenomeen dat drijft op de noodzaak voor duurzame zorg, maar ook op de stroom van de digitalisering van de samenleving. Tijd voor een verkenning van het begrip eHealth: waar hebben we het eigenlijk over?

2.1 eHealth

eHealth, Zorg2.0, telemedicine, internettherapie, domotica…, allemaal benamingen die passeren in literatuur over ICT-toepassingen in de gezondheidszorg. Duidelijk is dat er nog geen eenduidige definitie is. Wel zijn er, na 10 jaar integratie van ICT in de gezondheidszorg, veel verschillende toepassingen van ICT in verschillende zorgvelden, waarbij ieder zorgveld zijn eigen terminologie en definities hanteert.

Zo heten vormen van gezondheidszorg met behulp van ICT in de GGZ onder andere e-mental health of internettherapie, waarbij twee vormen onderscheiden worden: online geprotocolleerde (begeleide) zelfhulp of online geprotocolleerde (begeleide) behandeling. In de gehandicaptenzorg of ouderenzorg heeft men het over zorg-op-afstand of videocommunicatie. Beide zijn een vorm van begeleiding op afstand, met synchrone online aanwezigheid van de zorgverlener en patiënt. In de medische sector, somatische zorg, spreekt men in dit geval veelal over telehealth of telemedicine. Overeenkomst in alle benamingen is de aanwezigheid van ICT en de fysieke afwezigheid van de zorgverlener. Deze kan wel synchroon (gelijktijdig) of a-synchroon (niet gelijktijdig) online aanwezig zijn.

Een nieuwe term is mHealth, mobile health. Daarmee worden alle eHealth-toepassingen, zorgdiensten en gezondheidsinformatie op een mobiel apparaat bedoeld. Denk aan smartphones, maar ook de iPad of andere tabletcomputers. mHealth is een onderdeel van eHealth. mHealth onderscheidt zich van eHealth doordat de gebruikers een mobiel apparaat als platform benutten in plaats van de computer. De drager is anders, de interventie niet perse. Er is een trend zichtbaar dat er steeds meer mobiele gezondheidsapps (softwareprogramma's voor smartphones of tablets) ontwikkeld worden, waarmee mensen zonder tussenkomst van een hulpverlener hun gezondheid kunnen monitoren of checken.

eHealth: behandeling en zelfmanagement

eHealth gaat in de basis om de benutting van ICT in de gezondheidszorg. De NPCF (2008) benadrukt het belang van de toegevoegde waarde voor de kwaliteit van leven voor de patiënt. Zij definiëren eHealth als het op afstand toepassen van zorgdiensten met gebruikmaking van informatie- en communicatietechnologie, gericht op het primaire zorgproces, zodanig dat de kwaliteit van leven van de zorggebruiker toeneemt. Daar kan het volgende aan toegevoegd worden:

- ✓ Niet alleen de kwaliteit van leven maar ook de kwaliteit van zorg als geheel kan toenemen.
- ✓ Integratie van ICT en technologie in de gezondheidszorg zorgt voor meer samenspraak en patiëntempowerment in het proces van zorgverlening. Dat pleit voor eHealth2.0. Technologie an sich is niet per definitie 2.0.
- ✓ Benutting van ICT en technologie in de zorg draagt bij aan efficiëntere inzet van zorg en betere beschikbaarheid van zorg.

Dit tezamen leidt tot de volgende voorlopige omschrijving:
eHealth, integratie van ICT en technologie in de gezondheidszorg, betreft alle vormen van gezondheidszorg waarbij op afstand zorgdiensten (in de breedste zin van het woord) verleend worden, met gebruikmaking van ICT en technologie. De inzet ervan draagt bij aan betere kwaliteit en beschikbaarheid van zorg en een meer efficiënte benutting van de zorg. Belangrijk hierbij is dat de kwaliteit van leven voor de patiënt toeneemt (of behouden blijft) en er sprake is van samenwerking in plaats van (slechts) inspraak in het zorgproces.

Deze omschrijving richt zich sterk op de rol die eHealth heeft binnen het zorgproces. eHealth rijkt echter verder dan het zorgproces. De inzet ervan is ook relevant in de ondersteuning van zelfmanagement van een chronisch somatische of psychische aandoening. Voor chronisch hartfalen wordt eHealth gezien als een hulpmiddel om patiënten te ondersteunen bij het zelf managen van hun gezondheid (eHealthnu, 2010). Mensen met diabetes houden online een dagboek bij met onder andere glucosewaarden. Het aspect van zelfmanagement en de rol die eHealth daarin kan spelen is voor de geestelijke gezondheidszorg eveneens van belang. In de praktijk wordt zichtbaar hoe eHealth hieraan kan bijdragen. Ter illustratie: jongeren met autisme kunnen in een digitaal portfolio hun begeleidingsbehoefte vastleggen of een digitale coach of stressmeter gebruiken in het kader van zelfmanagement. eHealth biedt patiënten met een chronische aandoening meer mogelijkheden om de ziekte in het dagelijkse leven te integreren en hun gezondheid te managen. Dit in tegenstelling tot de situatie waarin de aandoening het leven van de patiënt bepaalt.

eHealth biedt een wereld aan mogelijkheden, in de behandelcontext en om het dagelijks leven met een chronische aandoening te vergemakkelijken. De definitie van eHealth richt zich daarom niet alleen op de verbetering van de gezondheidszorg maar ook op de verbetering van de individuele gezondheid. De onderstaande definitie van eHealth is leidend in dit boek. Deze is grotendeels ontleend aan de definitie van de NPCF (2008) en RVZ (2002):

> eHealth is het gebruik van informatie- en communicatietechnologieën, onder andere internettechnologie, gericht op de patiënt in het primaire zorgproces, met als doel het verbeteren van de individuele gezondheid en de gezondheidszorg in het algemeen

2.2 eHealth-interventies

eHealth kent niet alleen veel namen, maar ook veel verschijningsvormen. Iedere sector heeft zo zijn eigen eHealth-interventies. In de care komen de toezichthoudende technologieën sterk naar voren, in de GGZ eerder de online behandelmodules, voor bijvoorbeeld verslaving, angst of depressie. Verder spreekt men over telemonitoring, telemedicine of zorg-op-afstand. De vraag rijst of dit verschillende interventies zijn of slechts andere benamingen vanuit andere zorgsectoren voor soortgelijke interventies. In de ouderenzorg hanteert men bijvoorbeeld de term zorg-op-afstand. In de cure spreekt men echter van telemedicine. Beide interventies zijn bedoeld voor gezondheidsmonitoring op afstand. Verder spreekt men over substituties of complementaire eHealth-interventies. Substituties zijn technologische toepassingen als vervanging van persoonlijke (face-to-face) zorg. Complementaire eHealth-interventies worden in aanvulling op de reguliere face-to-facezorg gebruikt. Dus, verschillende sectoren met verschillende soorten eHealth-interventies.

In recente rapporten over eHealth en Zorg2.0 komt de invloed van de social media veelvuldig terug. Op zich zijn social media, zoals een weblog of Twitter, geen eHealth-interventie. Maar de social media zijn duidelijk van invloed op de gezondheidszorg. Daarom zijn ze opgenomen als onderdeel van eHealth(interventies).

Om wat orde in de veelheid aan interventies te brengen heeft Timmer (2010) deze ingedeeld in een aantal categorieën. Deze indeling is geactualiseerd en weergegeven in tabel 2 op pagina 24 en 25. Het betreft vooral de patiëntgerichte interventies. Een e-learnomgeving voor professionals of een Elektronisch Patiënten Dossier (EPD[4]) zijn niet opgenomen, omdat deze niet primair gericht zijn op de individuele patiënt en diens gezondheid of het primaire proces van de gezondheidszorg. Een EPD is 'slechts' een elektronische variant van het dossier en om die reden niet opgenomen in het overzicht.

Schalken (2010) deelt eHealth-interventies in op basis van de gevraagde activiteit. Hij onderscheidt passieve, actieve en interactieve hulpvormen. Bij passieve hulpvormen heeft de gebruiker geen invloed op de inhoud. Bij actieve hulpvormen wel, zonder interactie met anderen. Bij de interactieve hulpvormen beïnvloeden de gebruikers (patiënten en zorgverleners) elkaar.

---

[4] Het betreft hier het elektronische patiëntendossier op instellingsniveau. Niet het landelijke EPD, wat men eerder tot stand wilde brengen.

eHealth, wat is het?

De indeling van Timmer is gebaseerd op de functie en de gebruikte techniek en biedt een totaaloverzicht van de mogelijkheden. In tabel 1 zijn de indelingen naast elkaar gezet. Beide indelingen hebben hun waarde, zeker in combinatie, omdat dit laat zien welke functie en doel de interventie dient en welke activiteit het vraagt van de patiënt en zorgverlener. Het onderscheid tussen interventies is soms wat kunstmatig. Een online behandeling bijvoorbeeld bevat vaak ook informatie over de aandoening, een screening van de problematiek (zelftest of instrument voor zelfinzicht) en online contactmogelijkheden (e-communicatie). In de interventie worden meerdere functies of actieniveaus gecombineerd.

Timmer (2010)	Schalken (2010)
Online informatie	Passieve hulpvorm: informatie, adviezen en FAQ's
Social media	Actieve hulpvorm: ervaringsverhalen Interactieve hulpvorm: forum
Zelftesten	Actieve hulpvorm: zelftest, beslisboom, inzichtinstrument.
E-communicatie	Interactieve hulpvorm: e-mail, chat
Videocommunicatie	--
Domotica en Ambient Technology	--
Zorg-op-afstand	--
Serious Game	Actieve hulpvorm
Online zelfhulpcursus	Interactieve hulpvorm: begeleiding
Online behandeling	Interactieve hulpvorm: behandeling
Patiëntportalen (incl. monitoring)	--

Tabel 1 Indeling eHealth-interventies

Interventie	Omschrijving
Online informatie	Informatie over ziekte, gezondheid en behandelmethoden op internet, bijvoorbeeld op websites, weblogs of fora.
Social media	Alle vormen van internetcommunicatie, waarbij gebruikers met minimale tussenkomst van een redactie, gezamenlijk de webinhoud beheren en onderling dialoog en uitwisseling hebben. Denk aan internetcommunities zoals Hyves of Facebook, maar ook chatsites, YouTube, Twitter (microblogs) en weblogs (Blogs).
Online zelftesten	Testen of vragenlijsten die te vinden zijn op internet en door de consument zonder tussenkomst van een professional te gebruiken zijn. Het zijn testen bedoeld om somatische klachten, psychische gezondheidsklachten of middelenmisbruik op te sporen. De functie van de testen varieert van screenend tot diagnostisch instrument. Een deel is gratis te gebruiken, een deel van de zelftesten is online te koop.
E-communicatie	Vormen van online communicatie tussen zorgverlener en patiënt. Hieronder valt zowel e-mail (a-synchroon) of chatcontact (synchroon) over inhoudelijke zorgvragen alsook de mogelijkheid om online je eigen afspraken te plannen.
Videocommunicatie	Het gebruik van beeldcommunicatie, videocontact. Videocommunicatie is een applicatie die vaak onderdeel is van een pakket van zorg. Denk aan zorg-op-afstand toepassingen.
Domotica	Domotica is het begrip dat breed gebruikt wordt voor technologie in de thuissituatie. Hier wordt domotica in de zorg beperkter gedefinieerd als alle vormen van toezichthoudende technologie, die de patiënt of de zorgverlener ondersteunen. Een groot deel van de applicaties is gericht op signalering naar de omgeving van een patiënt, denk aan signalen van de bewegingsdetectie voor de zorgverlener of mantelzorger. Indien er sprake is van een combinatie met communicatiefuncties valt dit onder zorg-op-afstand.
Ambient Technology	Het gebruik van slimme geïntegreerde technologie in de woonsituatie. Dit lijkt de opvolger van de huidige toezichthoudende technologie, met dat verschil dat deze applicaties intelligenter zijn. Zij kunnen contextinformatie waarnemen en betrekken in ondersteuning of coaching van de patiënt op maat.
Zorg-op-afstand	Een combinatie van toezichthoudende technologie en monitorapplicaties, soms met video communicatie, veelal gebruikt in de ouderenzorg.

Tabel 2 Overzicht en omschrijving interventies

eHealth, wat is het?

Interventie	Omschrijving
Serious game	Een online game, waarbij het spelelement ingezet wordt voor een leerdoel. De game kan door één speler gespeeld worden of meerderen tegelijk (multi-player game). Vaak een onderdeel van een zelfhulpcursus of behandelinterventie.
Online (zelfhulp)cursus	Hieronder worden de internetzelfhulpmodulen verstaan. Dit kunnen begeleide en onbegeleide zelfhulpmodulen zijn. De begeleiding kan zowel a-synchroon als synchroon plaatsvinden. Voorbeelden zijn online educatiemodules, korte motivatiecursussen of cursussen gericht op verminderen van probleemgedrag bij lichte klachten. Hieronder worden ook de selectieve preventieve eHealth-interventies verstaan. Dit zijn geprotocolleerde zelfhulpmodules of begeleidingsmodules met ondersteuning van een zorgverlener.
Online behandeling	Internettherapieën en internetbehandelmethoden, gericht op klachtreductie. Deze kunnen meer en minder geprotocolleerd en met (synchroon en a-synchroon) of zonder begeleiding aan de deelnemer aangeboden worden. Vaak worden minder geprotocolleerde behandelmethoden juist met begeleiding aangeboden. Sterker geprotocolleerde online behandelingen hebben vaak minder professionele begeleiding.
Patiënt portaal	Een patiëntportaal is een online omgeving (webportal) waar de patiënt zijn medische gegevens kan raadplegen, eventueel informatie kan toevoegen, en eHealth-interventies kan gebruiken. Het portaal kan instellingsgebonden of doelgroepgebonden zijn.
Personal Health Record (PHR)	Een online gezondheidsdossier in beheer bij de patiënt waar deze zelf informatie aan kan toevoegen. Denk aan informatie over de ziekte of situatie.
Instellingsportaal	Een instellingsportaal is een digitale omgeving waarmee de instelling haar patiënten toegang geeft tot de instelling. De digitale toegang kan beperkt zijn tot de mogelijkheid om afspraken te maken of breder toegang bieden, denk aan inzage in uitslagen of het elektronische patiënten dossier.

Vervolg Tabel 2 Overzicht en omschrijving interventies

3. eHealth-interventies

In dit hoofdstuk komen de verschillende eHealth-interventies aan bod. Iedere zorgsector heeft zijn 'eigen' eHealt-interventies. Dit betekent niet dat een eHealth-interventie uit de ene sector niet waardevol kan zijn voor een andere sector. Daarom wordt hier een overzicht gegeven van alle eHealth-mogelijkheden. Vervolgens kan op basis van de zorgbehoefte gekeken worden naar de toepasbaarheid van een specifieke interventie in verschillende sectoren.

Na een toelichting op de interventie wordt ingegaan op de waarde ervan voor de patiënt en de zorgverlener. Vervolgens wordt beschreven tijdens welke fase van het zorgproces de interventie ingezet kan worden. In iedere paragraaf is een tabel (bruikbaarheid in fasen zorgproces) opgenomen waarin is aangegeven tijdens welke zorgfase de interventie een zinvolle bijdrage kan leveren. De beschrijvingen in dit hoofdstuk zijn een eerste aanzet om tot meer gerichte inzet van eHealth-interventies tijdens alle fasen van de zorg te komen en te leren van ervaringen in andere zorgsectoren.

3.1 Online informatie

De manier waarop we informatie zoeken is sinds de komst van internet flink veranderd. Waar vroeger de encyclopedie een belangrijke kennisdrager was, wordt nu online informatie geraadpleegd. Dit geldt ook wanneer we gezondheidsinformatie zoeken. De rol van de verschillende informatiebronnen is veranderd. Voorheen lieten we ons in ons gedrag vooral leiden door formele informatiebronnen zoals zorgprofessionals of informele informatiebronnen zoals familie, nu is de invloed van online informatie voor een groeiende groep patiënten belangrijk(er).

Al in 2005 bleek dat één op de drie internetgebruikers naar informatie over ziekte of gezondheid zoekt (Van Rijen, 2005). Recenter onderzoek (Porter Novelli, De Vos & Jansen, 2011) laat zien dat deze behoefte fors is gestegen: 71 procent van de patiënten benut de website van ziekenhuizen als informatiebron. Uit hetzelfde onderzoek bleek dat bijna de helft van alle

Nederlanders behoefte heeft aan informatie van andere patiënten over de geboden zorg en de behandelaars van ziekenhuizen. De moderne patiënt bereidt zich voor en zoekt actief naar informatie over zijn aandoening of zorgverleners. Online informatie speelt hierbij een belangrijke rol, in alle fasen van het zorgproces: als er eerste vragen of zorgen over de gezondheid zijn, maar ook voorafgaand of volgend op een contact met een zorgverlener. De informatie uit het consult wordt online verder verkend of nagezocht om er meer van te begrijpen. Een deel van de patiënten bespreekt hun bevindingen, hun internetinformatie met de zorgverlener. Kortom, online informatie over ziekte, gezondheid, zorg en zorgverlening wordt meer en meer gewenst.

Zoekt iedereen hetzelfde of op dezelfde manier? Nee, mensen zoeken naar verschillende soorten informatie. Zo blijkt uit onderzoek van Linthorst (2006) dat het volgende onderscheid te maken is:
- ✓ Gezonden en acuut zieken zoeken vooral naar informatie over hun ziekte.
- ✓ Net zieken zoeken naar informatie over zorgverleners.
- ✓ Gezonden zoeken vooral naar informatie over gezond blijven.
- ✓ Chronisch zieken zoeken naar informatie over de ziekte en behandelmogelijkheden voor een betere beheersing van de aandoening, om een zo normaal mogelijk leven te leiden.

Er staat veel gezondheidsinformatie online en deze is onbeperkt toegankelijk, voor een onbeperkt publiek. Online informatie zorgt ervoor dat de kennis van de deskundige naast die van de patiënt geplaatst wordt. Iedereen kan namelijk informatie via internet delen. Duidelijk is dat steeds meer patiënten informatie over hun eigen ziekte, hun zoektocht, hun ervaringen over de zorgverlening online delen. Deskundigheid van patiënten en professionals wordt tijdsonafhankelijk samengebracht. Dit sluit aan bij een toenemende behoefte van patiënten.
Online informatie biedt kansen voor publieksvoorlichting en preventie. Op collectief niveau kun je daarbij denken aan applicaties zoals www.kiesbeter.nl, een site die patiënten ondersteunt in hun keuzeproces.

Voordelen

Voordelen van online informatie zijn de grote toegankelijkheid van informatie (24 uur per dag, overal), zowel nationale als internationale informatie alsook (semi)wetenschappelijke kennis. Dit voordeel geldt voor iedereen maar bij uitstek voor patiënten die minder mobiel zijn of wanneer het klachten betreft waar een taboe op rust. Door de onmiddellijke beschikbaarheid kan de zoekende direct antwoorden vinden. Een ander voordeel van online informatie is dat deze eenvoudig te actualiseren of meertalig aan te bieden is. Internet biedt de mogelijkheid om meer dan een digitale brochure te maken. Online informatie op websites bevat steeds vaker niet alleen tekstinformatie, maar biedt een combinatie van tekst, media en soms ook interactieve componenten, denk aan een testje als onderdeel van de informatievoorziening. Een voorbeeld hiervan is www.mentaalvitaal.nl, een door de overheid gesteund initiatief, bedoeld om preventie van depressie te versterken.

De informatie kan gemakkelijker in delen, op maat, aangeboden worden. Denk aan een algemeen deel voor iedereen en specifieke pagina's op de website voor mensen die vooral praktische tips zoeken of meer inhoudelijke informatie voor de zorgverlener of patiënt die verdieping van kennis zoekt. De combinatie met e-communicatie is vervolgens gemakkelijk te maken.

Voor de patiënt zijn er meerdere voordelen. Deze kan hierdoor beter voorbereid naar het consult komen. Hij heeft zijn klachten online kunnen verkennen. De gevonden informatie kan betrokken worden in het consult of de behandeling. De kennisachterstand van de patiënt op de zorgverlener wordt hierdoor minder, dit heeft een empowerend effect. Zeker bij moeilijke onderwerpen heeft online informatie meerwaarde, omdat de patiënt zich thuis beter kan voorbereiden. Deze ervaart daardoor minder stress wanneer het onderwerp met de zorgverlener besproken wordt. Deels doordat jezelf informeren ook betekent dat je je bezighoudt met je aandoening. Informatie zoeken betekent nadenken over je vragen en mogelijke problemen verkennen of onder ogen zien. Door gebruik van online informatie is de patiënt beter geïnformeerd, waardoor deze meer begrip heeft van de ziekte en het zorgproces en meer controle ervaart. De patiënt heeft meer zelfvertrouwen in contact met de zorgverlener. Hij zal zich hierdoor beter toegerust voelen om het gesprek met de zorgverlener aan te gaan.

Beter geïnformeerd zijn leidt tot betere samenwerkingsmogelijkheden tussen professional en patiënt wat de onderlinge communicatie en de gezamenlijke besluitvorming over de zorg bevordert. Voor de patiënt leidt meer begrip tot een sterker gevoelde verantwoordelijkheid voor zijn gezondheidszorg, meer tevredenheid over de zorgverlening en toegenomen kwaliteit van leven. Online informatie kan ook mantelzorgers ondersteunen. Zij kunnen veel baat hebben bij toegankelijke informatie over de ziekte en verzorging.

Online informatie heeft ook voordelen voor de zorgprofessional. Uit onderzoek (Engelen, 2010) is duidelijk geworden dat patiënten vaak maar maximaal 50% onthouden van hetgeen de zorgverlener hen heeft verteld. Dat laat zien hoe belangrijk het is dat de zorgverlener patiënten niet alleen informeert tijdens het consult over de aandoening, maar ook wijst op relevante internetbronnen zodat er minder sprake is van informatieverlies bij de patiënt.

Patiënten die online informatie in het zorgcontact inbrengen, doen een ander appel op de zorgverlener. De ingebrachte kennis kan juist of onjuist zijn, maar het is wel het beeld dat de patiënt heeft van zijn ziekte. De inbreng van online informatie zorgt ervoor dat het kennisniveau van de patiënt onderdeel wordt van de zorgverlening. De zorgverlener moet zijn kennis meer op maat aanbieden in het consult. Geen 'standaardinformatie' maar afgestemd op de zoektocht en interpretatie van de patiënt. Soms dus verdiepingskennis, soms corrigerende kennis.

Professionals zien de patiënt door de inbreng van hun (online vergaarde) kennis voorzichtig meer als gesprekspartner (Huson & Nordeman, 2008) en betrekken de informatie in hun consult. Door aandacht hieraan te besteden voelt de patiënt zich gekend.

Een ander voordeel van online informatie geldt de kennisuitwisseling tussen zorgverleners onderling. Ook zij kunnen online snel informatie uitwisselen of vinden, zeker bij complexe zorgvragen biedt dit meerwaarde. Gecombineerd met de globalisering die ontstaat door internet zorgt dit ervoor dat ook zij zich nationaal en internationaal kunnen oriënteren op de beste zorg.

Nadelen

Alleen maar rozengeur en maneschijn? Nee, er zijn ook nadelen. Een nadeel is dat er veel, erg veel informatie beschikbaar is, waardoor men soms door de bomen het bos niet meer ziet. Toezicht op de inhoud ontbreekt, onder andere vanwege de internationalisering van informatiebeschikbaarheid. De kwaliteit van de informatie op internet is niet altijd even betrouwbaar. Dit komt omdat de informatie van meerdere, zeer verschillende en soms niet te achterhalen bronnen afkomstig is, in tegenstelling tot papieren informatiebronnen. De hoeveelheid online informatie en de kwaliteit ervan wordt door professionals als een zorgpunt gezien. Landelijk wordt gesproken over de noodzaak om een keurmerk te ontwikkelen voor online informatie en over de noodzaak om patiënten te informeren over juist gebruik van gezondheidsinformatie op internet.

Op internet geplaatste informatie ontstaat soms door inbreng en correctie van velen. Wikipedia is een voorbeeld van een site waar de 'wisdom of the crowd' benut wordt om kennis online te plaatsen. Gemakshalve wordt hierbij van uitgegaan dat de kwaliteit van de informatie toeneemt, de verschillende deelnemers die informatie toevoegen of corrigeren zorgen ervoor dat deze volledig en goed is. Dit is echter niet vanzelfsprekend. Wil dit effect optreden dan stelt dit eisen aan de 'crowd'. Deze moet voldoende divers zijn. Een geruststelling is dat de praktijk laat zien dat webinformatie over psychische klachten in Nederland in het algemeen goed is (Huson & Nordeman, 2008).

Internetinformatie stelt niet alleen eisen aan de informatie zelf maar ook aan de lezer. De juiste informatie vinden vereist passend zoekgedrag en de juiste interpretatie. Het vraagt tot op zekere hoogte internetvaardigheid. Webteksten zijn vaak kort en eenvoudig en worden in delen, verspreid over meerdere webpagina's, met een bepaalde samenhang aangeboden. Het risico dat kleeft aan het op deze manier aanbieden van informatie is dat het te gefragmenteerd gelezen wordt of de complexe materie te veel versimpeld wordt, inhoudelijk onvoldoende tot zijn recht komt en vervolgens verkeerd wordt begrepen of beoordeeld. Dit kan leiden tot medicalisering of patiënten die zich vastbijten in verkeerde diagnoses of verwachtingen ten aanzien van het zorgproces. Dit is een vrees van veel zorgverleners.

De toekomstige generatie zorgvragers groeit op met internet en zal minder moeite hebben met het juist lezen en interpreteren van webteksten.

Bruikbaarheid in zorgproces

Interventie	Fasen in zorgproces								
					Uitvoering				
	Signalering	Diagnostiek	Indicatiestelling	Planning	Begeleiding	Zorg/behandeling	Zelfmanagement	Evalueren	Nazorg/monitoring
Online informatie									

Tabel 3 Bruikbaarheid in fasen zorgproces   ▒▒▒ *Sprake van invloed*

Online informatie heeft in alle fasen van de behandeling toegevoegde waarde. Doordat de patiënt zelf informatie kan vinden, wordt probleemverkenning en -erkenning mogelijk. Online informatie is in de fase van signalering bruikbaar als een vorm van 'zelftriage': zelf uitzoeken wat je klacht is, of welke richting het kan zijn. De patiënt die denkt dat er iets aan de hand is, kan op internet zoeken naar informatie over de klacht. Het raadplegen van 'Dr. Google' wordt dit enigszins gekscherend genoemd. Verder is online informatie nuttig tijdens de preventiefase (signalering en diagnostiek), omdat gemakkelijk een groot publiek bereikt kan worden. Tijdens het intakeproces, het proces van diagnostiek en indicatiestelling kan aanvullende informatie op maat gegeven worden. Tijdens alle momenten van besluitvorming kan online informatie relevant zijn. Online informatie is tevens ondersteunend bij de uitvoering van zelfzorg of zelfmanagement van een chronische ziekte of zelfs een terminaal verzorgingsproces.

Wat vraagt dit?

Velen zien een rol voor de professional bij het gebruik van online informatie in de zorg. Deze kan de patiënt als deskundig adviseur steunen en helpen met het verzamelen van de juiste informatie, bijvoorbeeld door hen te informeren over betrouwbare websites. Idealiter is dit een onderdeel van de zorgverlening. Dit vraagt van de patiënten dat zij zich informeren, zich voorbereiden en hun rol in de informatievoorziening nemen. Het vraagt samenwerking op het vlak van gezondheidskennis.

Online informatie vraagt dat de zorgprofessional online is met zijn kennis en deze deelt via de website van de instelling of via deelname aan social media. Bij voorkeur op een manier die in toon, taalgebruik en inhoudelijk aansluit bij het patiëntenperspectief. Patiënten kunnen elkaar ook helpen bij het vinden van goede websites, door hun mening over de online informatie kenbaar te maken. Vaak gebeurt dit via de social media.

3.2 Social media

De social media krijgen de laatste jaren een steeds duidelijker rol op internet. Het beïnvloedt de manier waarop we contact onderhouden en informatie uitwisselen. De rol van social media in de gezondheidszorg wordt steeds duidelijker. Patiëntengroepen of belangenverenigingen hebben fora waarop men in gesprek is en informatie uitwisselt, over ziekte of over de zorginstelling of zorgverlener. Waar voorheen de informatie op sites van patiëntenorganisaties geraadpleegd werd, wordt nu gezocht naar informatie via de social media, bijvoorbeeld op online communities. Het grote voordeel is de lage toegangdrempel voor deelname. Naast fora spelen microblogs zoals Twitter steeds meer een rol. Kennisdeling via de social media wordt voor patiënten en zorginstellingen steeds belangrijker.

Enkele weetjes:
✓ 25 procent van de internetgebruikers gebruikt fora of discussiegroepen over gezondheid en zorg (RVZ, 2010).
✓ 1 op de 3 patiënten laat zich behalve door artsen ook door niet-medici informeren (Engelen, 2010).
✓ 1 op de 7 patiënten publiceert zelf over ziekte of medicijngebruik (Engelen, 2010).
✓ 20.000 Nederlanders houden een zorggerelateerde weblog bij (Engelen, 2010).

De social media worden door zorginstellingen gebruikt als snelle informatie- en communicatieroute. Een voorbeeld zijn de tweets van het Universitair Medisch Centrum Nijmegen St. Radboud. Deze zijn een mix van informatieve en communicatieve tweets. Juist deze mix zorgt voor meerwaarde naast website-informatie.

De e-patiënt en online lotgenotengroepen zijn twee fenomenen die voortkomen uit de social media. E-patiënten zijn patiënten die online zichzelf kenbaar maken als patiënt. Ze gebruiken internet niet alleen om informatie uit te wisselen maar betrekken de social media bij hun ziek zijn. E-patiënten op Twitter delen met elkaar hun kennis over de ziekte en bevindingen met de zorgverlening als ondersteuning in hun proces van besluitvorming. Zij benutten de social media om kenbaar te maken hoe het hen vergaat en wat ze bezig houdt. Ze maken via de social media contact met andere lotgenoten. Om zelf steun te ervaren of steun te bieden. Social media creëren de mogelijkheid voor online lotgenotencontact, in meer vormen. Het lotgenotencontact kan één op één plaatsvinden, via Twitter bijvoorbeeld, of met meerdere mensen in de digitale groep, de community die elkaar online ontmoet.

Voordelen

Lotgenotencontact is belangrijk, zeker voor mensen met een chronische of zeldzame aandoening. Informatie uitwisselen over de ziekte en bespreken hoe het is om ermee te leven zijn onderwerpen die daarbij centraal staan. In het lotgenotencontact kan de andere kant van de ziekte, de niet-medische kant, centraal staan. Groot voordeel van online lotgenotencontact is de toegankelijkheid. De lotgenoten zijn gemakkelijker te vinden en te benaderen, ook wanneer het een zeldzame aandoening of een taboeonderwerp is. Zij kunnen in hetzelfde dorp wonen, maar ook in Amerika. De lotgenoten hoeven niet langer in de regio te wonen, afstand is geen issue meer. Voor mensen die door een lichamelijke handicap of somatische ziekte minder mobiel zijn heeft de online lotgenotengroep begrijperlijkerwijs meerwaarde. De mogelijkheid om a-synchroon contact te hebben maakt deelname gemakkelijk en beter in te passen in het dagelijks leven. Het vergroot de keuzemogelijkheid. Je kunt ervoor kiezen online te zijn als je dat samen afgesproken hebt of je kunt op een ander tijdstip lezen

wat de reactie van anderen op jouw inbreng is. De mogelijkheid om anoniem deel te nemen werkt drempelverlagend.
Online lotgenotencontact kan het isolement verminderen en zorgt voor sociale en emotionele steun. Het uitwisselen van de ervaringen helpt de patiënt om grip op zijn ziekte te krijgen. Dit werkt empowerend. Niet alleen voor degenen die actief hun bevindingen delen, maar ook voor degenen die dit 'slechts' meelezen.

Er is een duidelijke opkomst van microblogs (zoals Twitter, Yammer) en andere short message services (zoals WhatsApp, Ping). Dit kan benut worden in de contacten tussen patiënt en zorgverlener. De patiënt laat via een microblog (al dan niet besloten) weten hoe het hem vergaat. De zorgverlener kan dit, indien afgesproken (transparantie!) volgen. Daarmee heeft de zorgverlener veel meer zicht op het reilen en zeilen van de patiënt in de uren buiten het contactmoment.
De professional kan participeren in de social media, door zich op de fora te begeven. Dat kan meerdere voordelen hebben. Belangrijk vanuit empowerment-oogpunt is dat de zorgverlener hierdoor kan leren van de patiënt. De social media bieden een stem aan de ervaringsdeskundigheid. Meelezen is geïnformeerd worden over het patiëntperspectief. Zo kan de zorgverlener meer te weten komen over hoe de patiënt de zorgverlening beleeft, tegen bepaalde aspecten van de ziekte aankijkt of de sociaal-emotionele kant ervan ervaart. Als de zorgverlener vanuit een open attitude aansluit, ontstaat hierdoor een online gesprek op basis van gelijkwaardigheid.
Een andere impact van social media die voorzien wordt is dat deze mede-bepalend worden in de beoordeling van de zorgkwaliteit van instellingen of zorgverleners. Via de social media kunnen ratings door patiënten gegeven worden. Er zijn nu al voorbeelden van negatieve geluiden door patiënten over zorginstellingen. Het aardige is dat dit bij de juiste aanpak kan leiden tot meer transparantie en verbetering van de zorgverlening. Een zorgorganisatie kan namelijk ook via de social media reageren en bijvoorbeeld uitleggen waarom dit zo werkt of toelichten dat de gemaakte 'fout' inmiddels aangepakt wordt.
Social media zijn een belangrijke bron van informatie die met de juiste zoektermen en analyses hun bijdrage in preventie kunnen leveren. Tijdens

een griepgolf kan bijvoorbeeld de GGD zicht hebben op het verloop ervan, door te kijken naar de golven in het aantal tweets met het woordje *ziek* of *griep*. Zij kunnen hun informatie of preventieaanpak aanpassen aan het gedrag of beter gezegd, aan de informatie uit de social media.

Nadelen

Nadelen die genoemd worden bij online lotgenotengroepen zijn de negatieve invloed op gedrag, onder andere de kans op 'meehuilen' of terugval door andermans ziekte-informatie. Dit is een effect onder patiënten, wat zich ook offline voordoet. Een ander punt is dat deelnemers zich soms onvoldoende bewust zijn van de openheid van de social media. Als je je niet afvraagt wie kan meelezen wat je plaatst, kunnen de gevolgen soms onverwacht vervelend zijn. Mediawijs omgaan met het online delen van informatie is een punt van aandacht, evenals weten wat de privacysettings van een community of forum zijn. Als je dat weet kun je daar je online deelname op afstemmen.

Bruikbaarheid in zorgproces

De social media kunnen een rol spelen in alle fasen van de zorg. Het lotgenotencontact online is in alle zorgfasen belangrijk. Bij een eerste ongerustheid over mogelijke ziekte, maar ook bij het managen van een langdurig ziekteproces. Social media kunnen samenwerking tussen patiënt en professional mogelijk maken. Social media kunnen ook ingezet worden in het kader van preventie of signalering. Het kan invloed hebben op de persoonlijke en professionele besluitvorming over gezondheid en zorg.

Interventie	Fasen in zorgproces								
					Uitvoering				
	Signalering	Diagnostiek	Indicatiestelling	Planning	Begeleiding	Zorg/behandeling	Zelfmanagement	Evalueren	Nazorg/monitoring
Social media									

Tabel 4 Bruikbaarheid en fasen zorgproces   Sprake van invloed

Wat vraagt dit?

Voor instellingen die willen werken met social media, is het aan te bevelen nog eens naar de gedragscode te kijken. In hoeverre sluit de huidige gedragscode aan bij online gedrag of is aanpassing nodig? Het is een punt dat in ieder geval aandacht en duidelijkheid behoeft, voor beide partijen, patiënt en zorgverlener.

De impact van rating op het proces van zorgverlenen en de zorgverlener is niet per definitie een nadeel, maar vraagt wel aandacht. Dit kan voor de zorginstelling of zorgverlener onveilig zijn en vraagt mogelijk nieuwe omgangsnormen, om de medewerker te beschermen. Soms zorgt de anonimiteit van internet voor ongewenste en onfatsoenlijke bejegening. Dit vraagt van patiënten en zorgverleners om ook online hun gedragsnormen te bewaken.

3.3 Online zelftesten

Zelftesten passen in de trend van de mogelijkheden die internet biedt. Ze voorzien in een behoefte van sommige zorgconsumenten aan gezondheidscontroles. De patiënt wil zijn gezondheid vaker checken en zoekt daarvoor online naar zelftesten. Een voorbeeld is de online gezondheidstest die ontwikkeld is door het Bronovo ziekenhuis: de gezondheidsrisicotest. Doel van de test is het tijdig signaleren van gezondheidsrisico's en van (mogelijke) problemen, om de behandelprognose en de behandelmogelijkheden te verbeteren.

Voordelen

Zelftesten kunnen een belangrijke rol spelen in het vergroten van het bereik van preventieve interventies. Zo blijkt online screening op depressieve klachten heel goed mogelijk (Spek, 2007). Ze kunnen worden benut om screening op populatieniveau mogelijk te maken, zodat de eerste stadia van bepaalde ziekten eerder opgespoord worden. Met de huidige middelen is screening op populatieniveau vaak niet haalbaar, gebruik van online zelftesten biedt hiertoe een mogelijkheid. Ze kunnen onderdeel worden van de landelijke preventieprogramma's op het gebied van bijvoorbeeld depressie, angst, hartfalen en diabetes. De site www.testuwrisico.nl is een voorbeeld van screening op hart- en vaatziekten, diabetes en nierschade. Een test ontwikkeld door artsen en de Hartstichting, het Diabetes Fonds en de Nierstichting. Landelijk kan er bijvoorbeeld een campagne opgezet worden om gezondheidsrisico's onder de aandacht te brengen. Vaak is dit een combinatie van goede online & offline informatie én een online zelftest. De campagne om de invloed van alcohol onder de aandacht te brengen is hiervan een goed voorbeeld. De site www.alcohol.info bevat informatie over alcoholgebruik en een verwijzing naar de zelftest www.drinktest.nl.

Online zelftesten kunnen bijdragen aan meer zelfmanagement en empowerment van de patiënt. De patiënt kan de test zelfstandig doen en krijgt zelf de uitkomsten te zien. Met name bij zorgonderwerpen die schaamtegevoelig zijn (denk naast alcoholverslaving ook aan incontinentieproblemen of soa) dragen zelftesten bij aan eerdere signalering en vermindering van onderbehandeling. De persoon kan online zijn probleem verkennen, anoniem, in de thuissituatie. Testen die probleemverkennend zijn kunnen bijdragen aan eerdere probleemonderkenning door de patiënt. In de GGZ is zichtbaar dat zelftesten voor drank- of drugsgebruik, voor angst of depressieve klachten hun waarde hebben. Door deze test en de uitkomst ervan kunnen patiënten zelf de verantwoordelijkheid voor hun gezondheid nemen. De online beschikbaarheid zorgt ervoor dat de patiënt zelf keuzes maakt. Hij kan online zoeken, ook internationaal. Wat niet in Nederland te vinden is, kan online gemakkelijk 'over de grens' gehaald worden. De meningen zijn verdeeld over de vraag of dit een positieve ontwikkeling is, met name vanwege het vaak ontbrekende kwaliteitsstempel.

Het integreren van online zelftests in de klinische praktijk biedt voordelen voor de patiënt. Deze heeft door het online karakter de mogelijkheid om in alle rust thuis de diagnostische test of vragenlijst in te vullen, waarna deze besproken kan worden in het consult met de zorgverlener. Het voordeel hiervan is dat patiënt en zorgverlener ieder hun verantwoordelijkheid in de behandeling kunnen nemen. Voor de patiënt is het vaak prettiger om de test thuis in te vullen, in plaats van dit in de zorginstelling te doen. Tegelijkertijd kan dit ook een nadeel zijn, omdat er geen professional bij betrokken is.

Bij vragenlijsten die herhaaldelijk afgenomen moeten worden biedt de online vragenlijst c.q. zelftest meerwaarde ten opzichte van afname door de zorgverlener, omdat de betrouwbaarheid groter is door afwezigheid van menselijke fouten, maar ook doordat de patiënt in de thuissituatie, online, eerlijker antwoordt (Keijser, 2005).

Nadelen

Over de inzet van zelftesten in de zorg of in het kader van preventie zijn de meningen verdeeld. Niet alle testen zijn even betrouwbaar en de kwaliteit is niet altijd te herleiden. Kort gezegd ontbreekt het bij een groot deel van de zelftesten aan een kwaliteitskeurmerk. Met name voor diagnostische testen is dit keurmerk van belang, zodat zeker is dat gemeten wordt wat men zegt te meten en de uitslag betrouwbaar is. Indien een kwaliteitskeurmerk ontbreekt is het voor de gebruiker van belang te weten welke ontwikkelaar acher de test zit.
Een nadeel van zelftesten is dat men de testen vaak ten onrechte als diagnostisch instrument gebruikt, wat medicalisering in de hand werkt. Een ander nadeel is het risico van vals-positieve resultaten, namelijk als je maar lang genoeg test dan vindt je altijd wel wat. Als laatste wordt er een risico op commercialisering gesignaleerd, juist omdat er zo'n enorme markt is voor zelftesten. Gevreesd wordt dat dit laatste de kwaliteit niet ten goede zal komen.

Bruikbaarheid in zorgproces

Zelftesten spelen een rol in de fase van signalering en diagnostiek en kunnen in de toekomst onderdeel worden van landelijke preventieprogramma's, in alle zorgsectoren.

eHealth in de praktijk

Interventie	Fasen in zorgproces								
					Uitvoering				
	Signalering	Diagnostiek	Indicatiestelling	Planning	Begeleiding	Zorg/behandeling	Zelfmanagement	Evalueren	Nazorg/monitoring
Zelftesten									

Tabel 5 Bruikbaarheid in fasen zorgproces   ▓ *Sprake van invloed*

Wat vraagt dit?

Goed gebruik van zelftests vraagt om de ontwikkeling van wetenschappelijk goed onderbouwde testen. Een keurmerk dat informatie verschaft over de betrouwbaarheid en gebruikersvriendelijkheid van een zelftest is wenselijk en kan het risico op vals-positieve uitkomsten verminderen.

Van patiënt en professional vraagt dit `common sense´ wanneer men zelftests gebruikt. Van de patiënt om zich te realiseren dat een test een bijdrage kan leveren in tijdige signalering maar de kennis van een zorgprofessional niet kan vervangen. Van de zorgprofessional vraagt het de patiënt serieus te nemen, deze te coachen in het gebruik van zelftesten. Juist omdat de kwaliteit van de zelftesten varieert, ligt hier een taak voor de professional: het coachen van de patiënt om zijn weg te vinden in de online testbatterij. Deze kan de patiënt vertellen wat valide testen zijn of de patiënt 'leren' hoe valide testen te herkennen. Dit vraagt een andere benadering waarbij de professional mensen coacht vanuit zijn eigen deskundigheid en zijn expertise gebruikt om hun te leren hoe zij hun gezondheid goed kunnen managen.

3.4 E-communicatie

E-communicatie wordt in de gezondheidszorg beginnend toegepast. De mogelijkheden in de praktijk zijn nog beperkt, alhoewel er wel meer voorbeelden komen van zorgverleners die e-communicatie benutten in hun patiëntcontacten. E-communicatie is een functionaliteit die separaat aangeboden kan worden maar in de praktijk vaker geïntegreerd wordt in een instellingsportaal of onderdeel uitmaakt van een andere eHealth-interventie. Zo is het bij steeds meer instellingen mogelijk om online je afspraken te plannen, via een digitaal instellingsportaal. Dit is een digitale omgeving waar de patiënt kan inloggen, afspraken kan maken of contact kan hebben met de zorgverlener. Wanneer e-communicatie gebruikt wordt voor meer zorginhoudelijke vragen is dit vaak een onderdeel van een andere eHealth-interventie, bijvoorbeeld van een online behandeling of een zelfmanagementinterventie of een pakket van telezorg.

Voordelen
E-communicatie heeft toegevoegde waarde voor de patiënt. Het werkt drempelverlagend om contact op te nemen bij vragen. De bereikbaarheid van de zorgverlener neemt toe, in vergelijking met telefonische bereikbaarheid. Met name de a-sychnrone contactmogelijkheid draagt hier aan bij. De e-mail kan door beide partijen gelezen worden op een moment dat het hen schikt, waar bij telefonisch contact beiden elkaar moeten treffen op een gezamenlijk moment. Patiënten willen de mogelijkheid van e-mailconsulten gebruiken om op deze manier herhaalrecepten aan te vragen, uitslagen op te vragen en afspraken te maken of vragen te stellen over hun gezondheid en de geboden zorg. Daarnaast biedt e-communicatie mogelijkheden voor contact over psychosociale problemen. De patiënt kan deze online met de zorgverlener bespreken of alvast aangeven dat hij bepaalde onderwerpen of vragen aan de orde wil laten komen in het consult. Het effect is dat beiden zich in het gesprek meer kunnen richten op de inhoud en minder tijd verliezen aan vraagverkenning of probleemverheldering. Patiënten die e-communicatie gebruiken tonen zich meer betrokken bij het zorgproces en de beslissingen.
Dezelfde voordelen gelden voor de mantelzorger. Deze heeft evenzeer baat bij, vooral de a-sychrone, online communicatie met de zorgverlener. Met geringe inspanning kunnen zij vragen stellen over de verzorging of toelichting of uitleg vragen.

Voor de zorginstelling zijn er ook voordelen. Zelf je afspraken kunnen inplannen als patiënt blijkt een positief effect te hebben op therapietrouw, de no-shows verminderen (Heldoorn et al., 2011). Aangetoond is dat deze virtuele consulten leiden tot een hogere patiënttevredenheid (De Kleijn et al., 2007). Door gebruik van e-mailconsulten kunnen onnodige herhalingsbezoeken voorkomen worden. De vragen worden nu namelijk via e-communicatie gesteld, waardoor patiënten geen extra consult hoeven te plannen. Voor de professional leidt gebruik van e-communicatie of het e-consult tot ontlasting van het (telefonisch) spreekuur. Vragen die de patiënt na een consult nog heeft kunnen eenvoudigweg via e-mail gesteld en afgehandeld worden. Via deze weg kan tevens een digitaal consult aangevraagd worden. Gebruik van e-communicatie zorgt voor goede bereikbaarheid van de zorgverlener voor de patiënt en meer efficiëntie voor de zorginstelling of zorgverlener.

Nadelen

Eigenlijk zijn er weinig nadelen. Het vraagt eerder een andere attitude van beiden, zorgverlener en patiënt, dan dat er nadelen te benoemen zijn. De zorgverlener zal soms het idee hebben dat dit 'er weer extra bijkomt'. Maar wanneer e-communicatie goed geïntegreerd wordt in het gehele zorgproces zal het een deel van het persoonlijke zorgcontact vervangen en dus geen extra investering zijn. Hooguit is het wennen aan een nieuwe manier van samenwerken met de patiënt.

Bruikbaarheid in zorgproces

Interventie	Fasen in zorgproces				Uitvoering				
	Signalering	Diagnostiek	Indicatiestelling	Planning	Begeleiding	Zorg/behandeling	Zelfmanagement	Evalueren	Nazorg/monitoring
E-communicatie									

Tabel 6 Bruikbaarheid in fasen zorgproces   ▒ *Sprake van invloed*

E-communicatie kan in alle fasen waarin er contact is tussen patiënt en zorgverlener, zinvol zijn. Een grote groep patiënten heeft in deze periodes behoefte aan de mogelijkheid van e-communicatie, bijvoorbeeld een e-consult. De efficiëntiewinst voor de zorgverlener is een bijkomend argument om e-communicatie op te nemen in de zorgverlening.

Wat vraagt dit?

Goed werken met e-communicatie vraagt als eerste inbedding in het zorgproces zodat het geen extra belasting wordt. Bij een goede inbedding kan e-communicatie een instrument zijn dat ingezet wordt om extra service en kwaliteit te bieden aan de patiënt en bijdraagt aan efficiëntere werkwijze van de zorginstelling.

Werken ermee vraagt vervolgens van de zorgverlener een andere mentaliteit. Deze kan niet langer alleen denken in zorgverlening in de vorm van persoonlijk contact en op vaste kantoortijden. Hij zal minstens moeten nadenken over de contactbehoefte van de patiënt en deze als uitgangspunt nemen. Dat sluit aan bij het nieuwe werken en biedt de zorgverlener eveneens flexibiliteit. Enig realisme is hierbij wel geboden, voor wat betreft de online aanwezigheid en de beantwoordingstermijn. Wees transparant over wat je kunt bieden of wat de patiënt mag verwachten. De zorgverlener kan niet 24/7 online zijn, de patiënt wel. Dat verschil zal en mag er zijn.

Van de patiënt vraagt dit een actieve en realistische opstelling: stel je vragen, maar wees reëel in de mogelijkheden. Verwacht geen online diagnose, maar stel wel je vragen over de uitleg van het consult. Verwacht niet dat online contact volledig de zorgconsulten kan vervangen. Vaak is e-communicatie een onderdeel van het zorgcontact en zorgproces.

3.5 Videocommunicatie

Het gebruik van videocommunicatie om op afstand zorginhoudelijke contacten te bieden aan patiënten of mantelzorgers is een specifieke vorm van e-communicatie. In de praktijk is gebleken dat videocommunicatie positief gewaardeerd wordt door alle actoren in de zorg: patiënten, mantelzorgers en zorgverleners.

Voordelen

Een groot aantal patiënten verkiest de beeldverbinding boven gewoon telefonisch contact. De videocontactmogelijkheid met een zorgcentrale creëert mogelijkheden om op ieder moment zorg te kunnen vragen. De meerwaarde van de beeldverbinding boven telefonisch contact is dat de beeldverbinding, ondanks de digitale afstand, toch voor een gevoel van nabijheid zorgt. Door de beeldverbinding is het net alsof de zorgverlener aanwezig is bij de patiënt. Het gegeven dat het gemakkelijk is situaties of dingen (pillendoosje bijvoorbeeld) te laten zien wordt als prettig ervaren, door de zorgverlener en de patiënt.

De beeldcommunicatie vergroot het gevoel van veiligheid bij de patiënt en is een patiëntvriendelijke contactmogelijkheid. Het vermindert de eenzaamheidsgevoelens, ook omdat contact met familie op afstand mogelijk is. Een bijkomend voordeel is dat de mantelzorgers deze contactmogelijkheid met de zorgverlener ook kunnen gebruiken. Dit ondersteunt hen in hun zorgtaak.

Zorgverleners blijken videocommunicatie als middel in de zorg te waarderen. De mogelijkheid om oogcontact te hebben of de omgeving van de patiënt te kunnen zien is van toegevoegde waarde in de communicatie. De zorgverlener kan de patiënt beter inschatten, wat meerwaarde heeft boven alleen schriftelijk contact of bellen. De patiënt is letterlijk zichtbaarder voor de zorgverlener, die daardoor op meer passende wijze steun kan bieden. Afhandeling van zorgoproepen gebeurt in veel gevallen sneller via beeldcommunicatie dan via huisbezoek of telefonisch contact. Dat dit leidt tot meer efficiëntie in de zorgverlening doordat de reistijd vervalt is evident.

Nadelen

Doordat contacten meer online geboden worden, zullen de face-to-face-contacten afnemen. Medewerkers van de thuiszorg gaan bijvoorbeeld minder vaak langs wanneer een deel van de taken, bijvoorbeeld medicatiecontrole, via videocommunicatie verloopt. Dit is een aandachtspunt voor zowel de zorgorganisatie, de patiënt als de omgeving.

Bruikbaarheid in zorgproces

Videocommunicatie is in alle actieve zorgperiodes bruikbaar.

Interventie	Fasen in zorgproces									
		Signalering	Diagnostiek	Indicatiestelling	Planning	Uitvoering				
						Begeleiding	Zorg/behandeling	Zelfmanagement	Evalueren	Nazorg/monitoring
Videocommunicatie										

Tabel 7 Bruikbaarheid in fasen zorgproces   Sprake van invloed

Wat vraagt dit?

Gebruik van videocommunicatie vraagt de juiste mentaliteit en randvoorwaarden om de privacy van de patiënt goed te waarborgen. Als de zorgverlener bijvoorbeeld een beeldbelcontact heeft in een ruimte waar anderen binnen kunnen komen, is de privacy beter geregeld wanneer men de computer achter een scherm zet en werkt met een headset en een koptelefoon. Zo kan voorkomen worden dat iedereen het gesprek hoort en ziet. Dit zijn 'slechts' aanpassingen in de randvoorwaarden, maar wel belangrijk om op respectvolle wijze via beeldcommunicatie zorg te verlenen.

3.6 Domotica en Ambient technology

Domotica staat voor technologie en diensten geïntegreerd in de woonomgeving, bedoeld om de kwaliteit van leven te verhogen. Waar domotica in eerste instantie gericht was op wooncomfort, veiligheid en energiebesparing, wordt dit nu steeds vaker toegepast om de oudere of chronisch zieke te ondersteunen. Denk aan automatische deurontgrendeling, uitluisteren of bewegingsdetectie op afstand. Een deel van de applicaties is gericht op signalering van de omgeving van een patiënt, denk aan signalen van de bewegingsdetectie die naar de zorgverlener of mantelzorger gestuurd worden. Indien er sprake is van een combinatie met (beeld)-communicatiefuncties wordt dit ook wel zorg-op-afstand genoemd.

In bepaalde takken van de zorg, met name in de gehandicaptensector en de ouderenzorg worden de toezichthoudende domotica-toepassingen al langer benut. Dit wordt op eenzelfde wijze ingezet in de GGZ.

Ambient technology kan gezien worden als een vervolg op domotica. De techniek is verder ontwikkeld en gecombineerd met 'intelligentie': automatische analyse van contextinformatie en het waargenomen gedrag. Ambient technology maakt veelal gebruik van draadloze communicatie tussen de in huis geïntegreerde technologie, onder andere via Radio Frequency Identification (RFID)-techniek. Men gebruikt sensoren, die registreren wat er gebeurt in de woonomgeving en geven op basis daarvan feedback aan de gebruiker of een begeleider op afstand. Het gedrag van de persoon wordt via sensoren en RFID-techniek waargenomen, geanalyseerd en vertaald naar ondersteuning. Denk aan een koelkast met sensoren die registreren welke producten gebruikt worden en op basis daarvan een boodschappenlijstje genereert of een spiegel waar een instructie op maat voor persoonlijke hygiëne op af te lezen is. De technologie is geïntegreerd in aanwezige gebruiksvoorwerpen of apparaten, ook wel 'embedded systems' genoemd. Termen als 'embedded systems' (geïntegreerde systemen), sensornetwerken en intelligente userinterfaces geven aan dat ambient technology verder gaat dan alleen benutting van techniek in de thuissituatie.

Het verschil tussen domotica en ambient technology is de ondersteuningsgraad en de ingezette techniek. Te verwachten is dat met de doorontwikkeling het verschil kleiner zal worden. Beide zijn systemen met potentie voor de gezondheidszorg, met name op het vlak van actieve coaching en ondersteuning van mensen met een fysieke beperking of psychische kwetsbaarheid. Ambient technology is een nieuwe ontwikkeling die zijn gang naar de zorg maakt. De toepassingen zitten veelal nog in de ontwikkelfase, vandaar dat in de rest van het hoofdstuk vooral ingegaan wordt op toepasbaarheid van domotica.

Camerabewaking is een toezichthoudende techniek. Deze staat aan of uit. In de ouderenzorg wordt dit bijvoorbeeld gebruikt om nachtelijk dwalen te voorkomen. Echter, een oudere moet ook vaak 's nachts naar het toilet. Door de camerabewaking te combineren met slimme technologie, sensoren, kan dit beter gemonitord worden. Een sensor kan registreren dat het bed verlaten wordt, maar ook of de badkamerdeur geopend wordt (interpretatie: toiletbezoek) en of iemand weer terugkeert naar bed. Indien dit laatste niet het geval is, kan de interpretatie van de registratie zijn: nachtelijk dwalen, waarna er een signaal richting de zorgcentrale gaat.

Voordelen

Veel domotica-toepassingen zijn op zichzelf empowerend omdat ze ervoor zorgen dat mensen langer zelfstandig kunnen blijven wonen, voor zichzelf kunnen blijven zorgen en zich toch veilig voelen. De inzet van toezichthoudende technologie verhoogt de zelfstandigheid. Dit tezamen met de toegenomen zelfbeschikkingsmogelijkheden verrijkt de kwaliteit van leven.

Doordat domotica continue monitoring mogelijk maakt, ontstaat een toegenomen gevoel van veiligheid. Incidenten c.q. zorgvragen worden sneller opgemerkt en de patiënt kan gemakkelijker alarm slaan. Dit is zowel in de intramurale setting als in de (extramurale) woonsituatie mogelijk. Mantelzorgers worden ontlast, omdat zij op afstand de oudere kunnen volgen.

Voor verstandelijk of lichamelijk gehandicapten of mensen met dementie biedt dwaaldetectie of automatische deurvergrendeling meer vrijheid en mogelijkheden tot zelfbepaling. Het systeem bepaalt het bewegingsgebied, waardoor de persoon voor zijn bewegingsvrijheid niet meer afhankelijk is van de begeleider.

Domotica is voor meerdere doelgroepen met een langerdurende zorg- of ondersteuningsvraag waardevol.

Voor de zorgverlener is domotica eveneens waardevol. Op afstand meekijken, ook 's nachts, geeft niet alleen de patiënt maar ook de zorgverlener de geruststelling dat de zorgvraag tijdig gesignaleerd wordt.
In de verpleeg- en verzorgingssector wordt als toegevoegde waarde gezien dat er op afstand meer toezicht gehouden kan worden op de oudere. Wanneer deze valt of 's nachts ongewenst gaat dwalen kan de techniek zorgen voor een tijdig signaal. Toepassing hiervan houdt in dat de verpleging geen vaste nachtrondes meer hoeft te lopen. Dit voorkomt dat ouderen in hun nachtrust worden gestoord. Ook hoeft de verpleging niet constant alert te zijn, omdat ze een signaal ontvangen van het systeem.

Nadelen

Er wordt een kanttekening geplaatst bij gebruik van camera en uitluisterapparatuur als monitorsysteem bij patiënten met een verhoogd gevoel van wantrouwen. Gebruik ervan kan de relatie tussen patiënt en zorgverlener beïnvloeden en zo meer afstand in plaats van samenwerking of zelfstandigheid creëren.

Een ander nadeel voor de patiënt kan zijn dat technologie een deel van het contact vervangt waardoor voor patiënten het risico op eenzaamheid ontstaat. Al eerder is opgemerkt dat technologie niet altijd het persoonlijk contact volledig kan vervangen.

Bruikbaarheid in zorgproces

Interventie	Fasen in zorgproces				Uitvoering				
	Signalering	Diagnostiek	Indicatiestelling	Planning	Begeleiding	Zorg/behandeling	Zelfmanagement	Evalueren	Nazorg/monitoring
Domotica	▓				▓				

Tabel 8 Bruikbaarheid in fasen zorgproces   ▓ Sprake van invloed

Domotica of ambient technology kan zorg, begeleiding en monitoring van de gezondheid in de thuissituatie of in (kleinschalige) instellingen ondersteunen. Het draagt bij aan behoud van de zelfstandigheid en autonomie van de patiënt in alle fasen waarin langdurige zorg of ondersteuning nodig is.

Wat vraagt dit?
Inzet van domotica verandert de functie en taak van de zorgverlener. De functie van centralist ontstaat en krijgt een rol in de zorg. Bij deze nieuwe functie horen andere vaardigheden en een andere deskundigheid. De directe zorgverlening verandert en vraagt aanpassing, bijvoorbeeld doordat cameratoezicht en uitluistermogelijkheden de nachtronde of zelfs de slaapwacht vervangen.

Gebruik van bewegingsdetectie in combinatie met camerabewaking leidt tot nieuwe ethische vraagstukken. De zorgverlener kan geconfronteerd worden met intieme beelden, zoals toiletbezoek. Deze beelden dringen zich meer op dan wanneer je een kamer bezoekt. In dit laatste geval stem je je handelen hierop af, door jezelf bijvoorbeeld aan te kondigen. Een camerabeeld kondigt zichzelf echter niet aan, je ziet de intieme beelden en moet dan passend handelen, bijvoorbeeld het beeld uitzetten en 5 minuten later nog eens kort kijken. Het soort technologie dat ingezet wordt kan in dit geval uitmaken. Deze kan in meer of mindere mate inbreuk op de privacy maken, denk aan een camera die altijd aanstaat of een camera die aangaat na toestemming van een cliënt. Ook cameratoezicht in 'openbare' zorgruimten, zoals een gemeenschappelijke woonkamer, kan nieuwe ethische vraagstukken oproepen. Is het passend dit continu toe te passen, terwijl misschien maar één of twee mensen van een groep van tien bewoners dit nodig hebben? Dit is een onderwerp dat om een gesprek vraagt wanneer domotica in de zorg toegepast wordt. Een gesprek in het zorgteam maar ook een gesprek tussen zorginstelling, zorgverlener en de patiënt.

Een ander belangrijk punt is de zorgopvolging. Logisch als het klinkt, signalering heeft weinig nut wanneer de zorgopvolging niet geregeld is. Zeker bij gebruik van domotica thuis of in een kleinschalige woonsetting is dit een punt van aandacht. Dit vraagt dat de zorginstelling opnieuw de inrichting van het zorgproces beziet, zodat dit geborgd wordt.

3.7 Zorg-op-afstand

Bij zorg-op-afstandtoepassingen, veelal gebruikt in de ouderenzorg, staat de contactmogelijkheid op afstand centraal. Vaak is de toepassing een combinatie van domotica en videocommunicatie. In zorg-op-afstand speelt de zorgcentrale een belangrijke rol, deze heeft een signalerende taak en ontvangt alle oproepen of domoticasignalen. Ouderen kunnen een zorgoproep plaatsen via het systeem of het persoonlijke alarm, waarna de zorgcentrale het initiatief neemt tot ofwel videocontact of alarmering van de zorgverlener ter plaatse. Zorgverleners kunnen het portaal eveneens benutten voor onderlinge afstemming.

Voordelen

Voor de patiënt en de zorgverlener is de toename van contactmogelijkheden die zorg-op-afstand biedt positief. Er ontstaat een cirkel van (digitale) presentie van de zorgverlener door de 24-uurs bereikbaarheid en de (beeld)verbinding op afstand. Dit wordt door beiden als prettig ervaren. Zorgverleners kunnen hierdoor tijdiger zorgvragen signaleren en eventueel interveniëren. Patiënten voelen zich veiliger, ook wanneer zij alleen zijn. In de ouderenzorg voorkomt of vertraagt het de opname in een verpleeg- of verzorgingstehuis. Dit komt tegemoet aan de wens van veel ouderen om zo lang mogelijk zelfstandig te wonen en de regie te houden over hun leven. De contactmogelijkheid en rol van de zorgcentrale kan de samenwerking in de zorgketen verbeteren en ondersteunen.

Nadelen

Een aandachtspunt is de bevinding dat deze interventie nog niet altijd op maat toegepast kan worden. Indien een instelling dit benut, wordt het vaak toegepast, zonder de vraag te stellen of er wel een reden voor is bij desbetreffende patiënt. Het kan een nadeel genoemd worden dat patiënten bij een zorgoproep eerst een zorgcentralist te spreken krijgen, in plaats van de medewerker op de afdeling. Dit weegt echter niet op tegen het voordeel van bereikbaarheid bij zorgvragen en de verbeterde signalering.

Bruikbaarheid in zorgproces

Zorg-op-afstandtoepassingen zijn bruikbaar in de fase van zorguitvoering.

Intervention	Fasen in zorgproces				Uitvoering				
	Signalering	Diagnostiek	Indicatiestelling	Planning	Begeleiding	Zorg/behandeling	Zelfmanagement	Evalueren	Nazorg/monitoring
Zorg-op-afstand					■	■	■		■

Tabel 9 Bruikbaarheid in fasen zorgproces   ▨ *Sprake van invloed*

Wat vraagt dit?

Bij gebruik van zorg-op-afstand is de inbreuk op de privacy een aandachtspunt. Voor sommige patiënten geldt dat wanneer zij voldoende voordelen zien van de (toezichthoudende) technologie zij de inbreuk op de privacy als minder belangrijk bestempelen. Andere patiënten zijn in eerste instantie terughoudender, voelen zich geobserveerd maar ervaren vervolgens meer privacy omdat bijvoorbeeld een (nacht)controle van de verpleegkundige op de kamer niet meer nodig is door het plaatsen van een bewegingsmelder. Bij professionals leven ook vragen over de inbreuk op de privacy. De professionals zijn, zo blijkt in de praktijk, hier soms meer mee bezig dan de patiënten of mantelzorgers. Niet denken voor de patiënt maar de keuzemogelijkheden en consequenties met de patiënten bespreken en daarmee de keuze en verantwoordelijkheid in dit privacyvraagstuk delen met de patiënt of diens omgeving, is het devies.

Zichtbaar wordt dat taken, functies en werkprocessen bij zorg-op-afstand veranderen en aanpassing vragen, onder andere door de rol van de zorgcentralist, een nieuwe functionaris in deze wijze van zorgverlening.

Meer hierover is beschreven in paragraaf 5.2 Zorgvisie & processen.

3.8 Serious games

Een serious game is een specifieke werkvorm die onderdeel kan zijn van een online behandeling of (zelf)hulpcursus. Het is een interactieve werkvorm, die in verschillende varianten steeds vaker te vinden is in de gezondheidszorg. Zo zijn er games in de revalidatiezorg, om jonge kinderen te ondersteunen in het revalidatieproces. Of educatieve games voor jongeren om stil te staan bij leefstijl en seksualiteit. Bij deze game kan de jongere ingrijpen in een filmpje en zo punten scoren. Een ander voorbeeld is een game voor kinderen met diabetes, gericht op gedragsverandering. Om hen te leren beter om te gaan met hun diabetes, zijn de diabetessignalen verwerkt in een game. De juiste reactie in de game, de gewenste leefstijl, levert punten op.

Voordelen

De kracht van een game is dat het een werkvorm is die aansluit bij de leefwereld van de jongere. De spelprincipes van een game worden benut om motivatie tot deelname te vergroten en zo de therapietrouw en het behandeleffect te verhogen. De potentiële waarde van games is groot. Trainingen om gedrag of leefstijl aan te passen aan de ziekte zijn vaak intensief met veel herhaling en dat kan saai worden. Computergames kunnen die saaiheid doorbreken, zodat werken aan gedragsverandering leuk en uitdagend wordt. Een game zorgt voor de verbinding tussen kennis en gedrag. In de spelsituatie moet de kennis over gezondheid of gezonde leefstijl omgezet worden in (game)gedrag.

Nadelen en wat vraagt het?

Het is een nieuwe ontwikkeling in de wereld van eHealth. Duidelijk is dat deze trend doorzet en zijn invloed zal hebben op online behandelprogramma's voor gedragsverandering. Omdat er nog slechts beperkte praktijkervaringen zijn, is er nog weinig te zeggen over de nadelen of de gevraagde aanpassingen.

Bruibaarheid in zorgproces

Serious games zijn bruikbaar als preventie-instrument om gedragsverandering te bereiken via zelfmanagement of in de fase van behandeling of begeleiding.

Fasen in zorgproces					Uitvoering				
Interventie	Signalering	Diagnostiek	Indicatiestelling	Planning	Begeleiding	Zorg/behandeling	Zelfmanagement	Evalueren	Nazorg/monitoring
Serious games					■		■		

Tabel 10 Bruikbaarheid in fasen zorgproces   ▒ *Sprake van invloed*

3.9 Online (zelfhulp)cursus

Online (zelfhulp)cursussen kunnen begeleide en onbegeleide interventies zijn. De begeleiding kan a-synchroon of synchroon plaatsvinden. Voorbeelden zijn online educatiemodules, korte motivatiecursussen en cursussen gericht op verminderen van probleemgedrag bij milde klachten.

Een online cursus is vaak een combinatie van online informatie met een actieve leercomponent. De online cursus biedt voorlichting, informatie en instructie over de aandoening en leven met de aandoening. Vaak is er een opbouw waarin gewerkt wordt aan probleemverkenning, formuleren van doelstellingen en het werken aan de doelstellingen. Er bestaan in verschillende zorgsectoren online cursussen die mensen zelfstandig, zonder tussenkomst van een zorgverlener of met a-sychrone begeleiding kunnen doen. In de gezondheidszorg zijn er online cursussen voor diabetes of COPD, in de GGZ voor een groot aantal psychische klachten. Denk naast modules voor angst en depressie aan een online cursusaanbod voor suïcidepreventie, werkstress of slaapproblemen. Preventieprogramma's in de verslavingszorg worden in toenemende mate digitaal aangeboden, in de vorm van een online (zelfhulp)cursus. In het kader van preventie is een integrale aanpak, waarbij men digitale interventies combineert met andere gezondheidsmaatregelen, aan te bevelen.

Het actieve karakter van een zelfhulpcursus ondersteunt de patiënt bij het opnemen van de kennis en het verbinden van de kennis met zijn gezondheid en gedrag. Vanuit de stepped care-gedachte bieden online zelfhulpcursussen een geaccepteerde vorm van begeleiding voor patiënten met milde gezondheidsklachten. Het is een aanpak die effectief gebleken is (Riper, 2007) en haalbaar en kansrijk als eerste stap in de stepped care-benadering. Daarmee is duidelijk dat deze eHealth-interventie een bijdrage kan leveren aan de ontwikkeling van duurzame gezondheidszorg.

De zelfhulpcursus onderscheidt zich van de online behandeling doordat de ernst van de klacht en de begeleidingsintensiteit minder zijn. De doelen richten zich op begeleiding, het bevorderen van zelfinzicht en gedragsverandering om klachtreductie te bereiken. Zelfhulpcursussen worden veelal zonder begeleiding aangeboden. Indien er begeleiding aanwezig is, is deze vaak (niet altijd) a-synchroon.

Voordelen

De online cursus is voor de gebruiker aantrekkelijk omdat deze als minder stigmatiserend ervaren wordt en hij geen contact hoeft te hebben met een hulpverlener. De grootste kracht van online zelfhulpmodules ligt in het feit dat een patiënt hier zelf het initiatief toe kan nemen en op ieder moment kan starten.

Zelfhulpmodules zoals online cursussen zijn van belang omdat deze de patiënt ondersteunen in de aanpak van zijn gezondheidsklachten en de patiënt zelf de verantwoordelijkheid voor de zorg kan nemen. Patiënten

> Bij gebruik van de online module psycho-educatie voor ouders van een kind met autisme (Dr. Leo Kannerhuis, 2010) werd duidelijk dat de winst breder lag dan alleen kennisontwikkeling bij ouders en verdieping van de groepsbijeenkomsten. De ouders gebruikten de online module om hun omgeving uit te leggen wat er met hun kind aan de hand was. Zo onstond er in de omgeving meer begrip voor hun situatie en daardoor meer steun voor henzelf.

worden op gerichte wijze geïnformeerd over de ziekte en ontvangen instructie over hun rol in het zorgproces. Dit vergroot de zelfredzaamheid. Ingebed in een behandeling biedt een zelfhulpcursus de patiënt ondersteuning en zorgt het voor actieve participatie waardoor de therapietrouw toeneemt.

Beide vormen van begeleide zelfhulpmodules hebben zo hun eigen voordelen. A-synchrone begeleide cursussen hebben als voordeel dat dit de patiënt en de begeleider veel vrijheid biedt, omdat de begeleiding tijd- en plaatsonafhankelijk is. De begeleider en patiënt hoeven niet op hetzelfde moment, in dezelfde ruimte aan het werk te zijn. De patiënt kan hierdoor zelf het moment en het tempo bepalen waarmee hij de cursus volgt. De zorgverlener sluit hierbij aan. De synchrone aanwezigheid bij online cursussen bevordert interactie doordat zowel patiënt als professional en eventueel andere patiënten tegelijkertijd online zijn. Hierdoor is de patiënt actief bezig met kennisuitwisseling, waardoor de informatie beter opgenomen wordt en het leerproces interessanter wordt.

Nadelen

Een nadeel van onbegeleide zelfhulpcursussen is het hogere uitvalpercentage, zie paragraaf 4.1, Effectiviteit, efficiëntie en empowerment. Een ander 'nadeel' is dat deze cursussen een zekere mate van zelfwerkzaamheid en zelfinzicht vragen, waar niet iedere patiënt toe in staat is. Dit is op te lossen met een goede screening van de patiënt, diens vraag en mogelijkheden, zodat er een passende indicatie voor deelname is. Echter, omdat patiënten zelf kunnen starten zijn de mogelijkheden tot indicatiestelling op maat beperkt.

Bruikbaarheid in zorgproces

De cursus wordt vooral gebruikt in de fase van diagnostiek, behandeling of begeleiding of bij (langdurig) ziektemanagement van milde klachten.

Interventie	Fasen in zorgproces								
					Uitvoering				
	Signalering	Diagnostiek	Indicatiestelling	Planning	Begeleiding	Zorg/behandeling	Zelfmanagement	Evalueren	Nazorg/monitoring
Online (zelfhulp)cursus									

Tabel 11 Bruikbaarheid in fasen zorgproces   ▓ *Sprake van invloed*

Wat vraagt dit?

Bij onbegeleide cursussen is alleen tijdens de ontwikkelfase een professional betrokken. Deelname aan deze cursussen vraagt enige zelfredzaamheid van de patiënt maar stimuleert dit ook. Het vraagt een actieve houding van de patiënt, die zelf verantwoordelijkheid dient te nemen voor de voortgang in zijn onbegeleide zelfhulpcursus.

Voor de begeleide zelfhulpcursussen vraagt het aanpassingen van de zorgverlener in de communicatie zoals beschreven in paragraaf 6.4, Communicatie.

3.10 Online behandeling

Online behandelinterventies, ook wel internettherapie genoemd, richten zich op klachtreductie in de behandelfase. Het zijn vaak geprotocolleerde interventies, die de patiënt zelf kan doorlopen. Soms wordt gestart met een face-to-face intakegesprek, soms vindt de screening voor deelname ook via internet plaats.

Online behandelinterventies kunnen met en zonder professionele ondersteuning geboden worden. De rol van de professional is er een op de achtergrond. Hij geeft feedback aan de patiënt op basis van de opdrachten die de patiënt online doet.

Er zijn vooral in de GGZ online behandelinterventies. Deze richten zich op allerlei psychische klachten zoals angst- en paniekstoornissen, depressie, burnoutklachten, eetproblemen of traumaverwerking. Het aantal interventies is groeiende en de toepassing ervan wordt door meer en meer zorgorganisaties als waardevolle aanvulling voor hun zorgaanbod gezien. Online behandeling beperkt zich tot de behandeling van enkelvoudige psychische klachten. De meer complexe (psychiatrische) problematiek valt vaak niet binnen de indicatiecriteria van online behandeling.

Voordelen

De online behandelmethoden zijn laagdrempelig toegankelijk. Dit maakt de online behandelinterventies beloftevol. Doelgroepen die men met reguliere behandeling niet bereikt, worden nu gemakkelijker bereikt. De online beschikbaarheid van behandelinterventies vergroot de keuzemogelijkheid van de patiënt, een online behandeling is namelijk niet regiogebonden. Voordelen voor de patiënt zijn de 24-uurs beschikbaarheid, de mogelijkheid om anoniem deel te nemen en het feit dat de patiënt hiervoor niet naar de zorginstelling hoeft te reizen. Een ander voordeel is de herhalingsmogelijkheid. De patiënt kan het materiaal zo vaak als gewenst inzien, een herhalingsmogelijkheid die in de reguliere behandeling minder vanzelfsprekend is. Het schriftelijk communiceren en a-synchrone communicatie heeft naast herlezen als voordeel dat de patiënt hierdoor meer tijd voor reflectie heeft, in de eigen vertrouwde omgeving. Dit bevordert het leer- en veranderingsproces.

De behandelingen zijn vaak kortdurend van aard en sterk geprotocolleerd. De patiënt kan daardoor in korte tijd gezondheidswinst boeken. Omdat hij kan bepalen wanneer hij werkt aan zijn behandeling, kan hij ook zelf het behandeltempo bepalen.

Voor de professional ontstaat er meer tijd voor reflectie door de a-synchrone communicatie. Hij moet de tijd nemen om te lezen wat de patiënt geschreven heeft en zich verdiepen in de betekenis. Dit kost tijd, maar biedt ook tijd, om na te denken over hetgeen geschreven is en het proces dat zich ontspint.

Nadelen

Een nadeel voor het huidige aanbod aan online behandelingen is dat deze vaak diagnosegericht ontwikkeld zijn, terwijl de patiënten in werkelijkheid vaak met meer complexe problematiek kampen. Dit vraagt een andere benadering van het eHealth-aanbod, waarbij het bijvoorbeeld mogelijk wordt om de klachtspecifieke modules gecombineerd te gebruiken.

Een ander nadeel is het groeiend aanbod aan online behandelinterventies, waarbij niet altijd is te achterhalen wie de aanbieder is. Indien niet duidelijk is wie de ontwikkelaar is, kan het voor de patiënt onduidelijk zijn wat de kwaliteit is van de online behandeling. Dit bemoeilijkt de keuze.

Bruikbaarheid in zorgproces

Interventie	Fasen in zorgproces								
					Uitvoering				
	Signalering	Diagnostiek	Indicatiestelling	Planning	Begeleiding	Zorg/behandeling	Zelfmanagement	Evalueren	Nazorg/monitoring
Online behandeling					▒	▒	▒	▒	▒

Tabel 12 Bruikbaarheid in fasen zorgproces   ▒ *Sprake van invloed*

Online behandelinterventies worden vooral tijdens de fase van uitvoering van de behandeling toegepast. In de fase van nazorg kunnen online behandelinterventies een rol spelen in de afbouw van de behandelrelatie.

Wat vraagt dit?

Bij online behandeling spelen dezelfde communicatie-issues als bij begeleide zelfhulp. Deze staan beschreven in paragraaf 6.4, Communicatie. Gezien de focus op klachtreductie is inbedding in de werkprocessen van een organisatie en transparantie ten aanzien van de behandelverantwoordelijkheid van belang. Tijdens de aanmelding dient er voldoende aandacht te zijn voor een zorgvuldige screening van de klacht en de complexiteit ervan, om tot een juiste indicatiestelling voor deelname te komen waarbij de interventie aansluit bij de patiëntvraag én de zwaarte van de problematiek. Dit is altijd van belang, maar bij een interventie waar men de patiënt vooral online treft, des te meer.

3.11 Portalen

Patiënten willen hun (medische) informatie inzien, testuitslagen kunnen raadplegen en online contact hebben met een zorgverlener. Als reactie hierop ontwikkelden meerdere (zorg)aanbieders een patiëntportaal. Een overzicht van NICTIZ en de NPCF (2011) laat zien dat er eind 2010 zo'n 50 aanbieders van portalen zijn, waarvan er 25 onder de noemer patiëntenportaal vallen. Een indeling in drie varianten wordt zichtbaar:
✓ Personal Health Record (PHR)
✓ Instellingsspecifiek (patiënten)portaal
✓ Doelgroepspecifiek patiëntenportaal
De verschillende varianten worden in de paragrafen hierna toegelicht.

Portalen bieden de mogelijkheid om op afstand de gezondheid te monitoren en zorgcontacten op afstand te onderhouden. Het is een manier om een online pakket aan zorg met meerdere functionaliteiten te bieden. De basis bestaat vaak uit de mogelijkheid om online contact te hebben en gezondheidsinformatie in te voeren, in te zien en te delen tussen zorgverlener en patiënt.

Online monitoring

Het monitoren geschiedt doordat de patiënt informatie over zijn gezondheid online invoert. Patiënten voeren meetgegevens in (somatische zorg) of geven tekstuele informatie over hun gemoedstoestand, gedachten en gedrag (GGZ) en kunnen dit delen met de zorgverlener. Patiënten kunnen zo hun gezondheid beheren. Ze kunnen hierdoor beter leven met de aandoening, met behoud van hun autonomie en kwaliteit van leven. De monitorapplicatie biedt patiënt en zorgverlener inzage in het verloop van de aandoening. In combinatie met training en coaching van de patiënt op zelfmanagement, kan online monitoring de gezondheid en de gezondheidszorg verbeteren. De ontwikkeling is dat de data-invoer meer en meer geautomatiseerd wordt. Denk aan een wifi-weegschaal waarmee het gewicht automatisch online wordt doorgestuurd, naar de computer of smartphone. Dit laat de mogelijkheden van de toekomst zien.

Voordelen patiëntportalen algemeen

Gebruik van patiëntportalen maakt ondersteuning bij zelfmanagement van de ziekte, begeleiding op afstand en de uitvoering van zelfzorg mogelijk. De empowerende waarde is met name gelegen in de combinatie monitoring en educatieve programma's of feedback. Dit verhoogt naast de kwaliteit van leven ook de kwaliteit van de zorg. Met behulp van online monitoring in combinatie met online contact wordt een virtuele ring van presentie, een ring van zorg, gecreëerd. Dit bevordert de zelfstandigheid van de patiënt, omdat deze door de toegenomen contactmogelijkheden meer zorgtaken op zich durft te nemen en vermindert de afhankelijkheid van de zorgverlener. Met de online support van de zorgverlener kan hij zelf zorgtaken uitvoeren en zijn gezondheid monitoren. Op deze manier kan de patiënt een actief aandeel hebben in de zorguitvoering en zich daar verantwoordelijk voor voelen. De patiënt kan hierdoor zelf meer de regie voeren in zijn zorgverlening.

Patiënten kunnen door gebruik van het patiëntenportaal de zorg beter integreren in hun leven, behouden hun bewegingsvrijheid en hebben meer grip op hun leven. Door de inzet kan meer complexe medische zorg of specialistische zorg door de zorgverlener thuis geboden worden. Dit bevordert het behoud van de kwaliteit van leven, ook bij chronische aandoeningen. Men kan langer het leven, zoals dat nu geleefd wordt, voortzetten. Benodigde opnamen kunnen verkort, voorkomen of uitgesteld worden. De geboden zorg sluit beter aan bij de behoefte en het leven van de patiënt.

Voor de zorgverlener geldt eveneens dat werken met een portaal voordelen biedt. Er ontstaan voor hen mogelijkheden om de beschikbare contacttijd beter over de patiënten te spreiden. Monitoring biedt artsen en mantelzorgers op afstand inzage in het ziekteverloop of de gezondheidstoestand van een patiënt. Denk bijvoorbeeld aan een effectiever bewaking van medicijngebruik. Doordat de patiënt zelf de informatie registreert krijgt de zorgverlener een vollediger beeld van de gezondheid van de patiënt. Patiënten die bij een zorgverlener komen vergeten vaak een groot deel van de relevante informatie. Door thuis te registreren in een monitorapplicatie is deze informatie wel beschikbaar voor de zorgverlener. Deze kan zich daardoor in het consult richten op de daadwerkelijke hulpvraag of psychosociale aspecten, in plaats van gegevens-verzameling. Doordat de patiënt zelf gezondheidsdata invoert kan de administratieve last bij de zorgverlener verminderen.

Nadelen

Zijn er nadelen aan een patiënt die beter geïnformeerd is en zelf zijn aandeel in de zorgverlening neemt? Het gebruik van patiëntenportalen kan vooral bijdragen aan duurzame gezondheidszorg, doordat patiënten zelf data bijhouden, invoeren en eventueel delen met de zorgverlener.

Bruikbaarheid in zorgproces

Interventie	Fasen in zorgproces								
					Uitvoering				
	Signalering	Diagnostiek	Indicatiestelling	Planning	Begeleiding	Zorg/behandeling	Zelfmanagement	Evalueren	Nazorg/monitoring
PHR									
Instellingsportaal							▓		
Doelgroepspecifiek patiëntenportaal									

Tabel 13 Bruikbaarheid in fasen zorgproces   ▓ *Sprake van invloed*

Een Personal Health Record (PHR) en doelgroepspecifieke portalen zijn zinvol in alle fasen van een zorgproces, van diagnostiek tot afronding. Na afronding blijft de informatie bewaard en kan gebruikt worden in de fase van zelfmanagement.
Een instellingsportaal is tijdens alle fasen van de behandeling bruikbaar. Omdat gebruik gekoppeld is aan een actieve zorgperiode en inschrijving in een zorginstelling is het portaal niet bruikbaar voor de zelfmanagementfase na het zorgproces.

Wat vraagt dit?

Werken met een instellingsportaal vraagt duidelijkheid over de mogelijkheden en beperkingen van het portaal en integratie in de (offline) werkprocessen en het zorgproces. Afstemming tussen zorgverlener en patiënt over de omgang met de informatie, privacy en ieders rol in het gebruik van het portaal is noodzakelijk. Omdat meerderen de dossierrapportage kunnen inzien is een eenduidige en overzichtelijke rapportage gewenst.

Actieve deelname in de zorguitvoering door de patiënt vraagt soms extra aandacht van de zorgverlener; een andere attitude. Hij kan de patiënt vanuit samenwerking vragen zijn rol in de zorgverlening te nemen. De zorgverlener zal er zelf alert op moeten zijn niet onnodig zorgtaken of verantwoordelijkheden van de patiënt over te nemen.
Het werken met een patiëntenportaal in de zorgverlening vraagt meer flexibiliteit van de zorgverlener. De taakuitvoering wordt meer geleid door de patiëntinformatie, in plaats van de voorziene planning. Dit geeft aan dat de taakinvulling van de zorgverlener verandert. De zorgverlening verschuift van direct fysiek klaarstaan en hulp bieden naar op afstand begeleiden, adviseren en coördineren. Sommige zorgverleners krijgen hierdoor andere verantwoordelijkheden in hun taakuitvoering, zie hiervoor ook hoofdstuk 6, Invloed op de zorgverlener.
Een laatste aandachtspunt is de 24-uurs bereikbaarheid van de zorgverlener. Naast dat dit goed georganiseerd dient te worden, vraagt dit verantwoorde omgang met de contactmogelijkheid. Wanneer de patiënt of zorgverlener voor ieder wissewasje contact legt of meekijkt, wordt het efficiëntie-effect van het portaal tenietgedaan. Maar net als in de huidige zorg, waar men

bijvoorbeeld kan bellen of op een alarm kan drukken, is in geval van 'verkeerd' gebruik, een gesprek over gezamenlijke zorgverlening, ieders rol en de wederzijdse verwachtingen de eerst aangewezen oplossing.

3.11.1 Personal Health Record

Een Personal Health Record (PHR) is een persoonlijk 'patiëntendossier' waar de patiënt zelf de eigenaar van is. Het wordt ook wel een persoonlijk gezondheidsdossier (PGD) genoemd. De term dossier zorgt voor enige verwarring. Een PHR is niet hetzelfde als het elektronische patiëntendossier van de zorginstelling of een instellingsportaal waar de patiënt kan inloggen. Het verschil is het eigenaarschap. Bij een PHR ligt het eigenaarschap bij de patiënt, bij de andere twee ligt dit bij de zorginstelling. Een PHR is een persoonlijke digitale omgeving, waarin de patiënt zijn eigen gegevens bijhoudt, zijn eigen dossier maakt. De informatie uit het medisch dossier, zoals bijvoorbeeld een intakeverslag, of diagnostisch rapport, kan door de patiënt opgevraagd worden en toegevoegd worden aan zijn dossier. Het opvragen van medische informatie is feitelijk niets nieuws, patiënten kunnen nu al hun papieren dossier inzien en opvragen. Het enige verschil is dat dit nu digitaal plaatsvindt. PHR's zijn in ontwikkeling en nemen stap voor stap hun plaats in de gezondheidszorg in.

Inmiddels worden voor verschillende doelgroepen PHR's ontwikkeld, in verschillende vormen. De inhoud en de informatie die wel of niet toegankelijk is verschilt per portaal. In de jeugdzorg is Mijnverhaal2.0 hier een voorbeeld van. Dit is een persoonlijk dossier waar de jongere zijn verhaal kan schrijven en delen met zijn voogd of begeleider. Een ander voorbeeld is het PHR ontwikkeld voor mensen met autisme. Een PHR in beheer bij de persoon met autisme, waarbij anderen gemachtigd kunnen worden om (delen) van het PHR mee te lezen. Het PHR bevat een communicatieomgeving en zelfmanagementmodules en biedt in de behandelperiode toegang tot de behandelmodules door de aansluiting op het instellingsportaal. Een ander voorbeeld zijn de zelfmanagementportalen die ontwikkeld worden voor mensen met chronische ziekten, zoals diabetes of hartfalen.

Het gebruik van een PHR is niet per definitie gekoppeld aan een actieve zorgperiode. Een PHR is voor patiënten met een chronische aandoening of langerdurend zorgproces een instrument dat hen helpt hun gezondheid te managen en wordt in eigen beheer gebruikt.

Voordelen

Een goed functionerend PHR ondersteunt de patiënt in het beheren van zijn gezondheid of ziekte. Op persoonlijk niveau kan een PHR de patiënt informeren over zijn gezondheid en ziekte, waardoor deze actief kan deelnemen aan het zorgproces. Patiënten kunnen hun waarden meten of mentale conditie beschrijven en deze (gezondheids)informatie toevoegen aan het PHR, via de computer thuis of hun mobieltje. De patiënt houdt door de terugkoppeling van waarden of de gezondheidsstatus zicht op zijn gezondheid of het verloop van de ziekte, wat zelfmanagement bevordert. Dit stimuleert dat de patiënt betrokken is bij zijn gezondheid en verantwoordelijkheid neemt hiervoor.

Doordat het eigenaarschap bij de patiënt ligt, blijft de opgebouwde ervaringsdeskundigheid en de eventueel ingevoegde behandelinformatie beschikbaar en kan dit een plaats krijgen in de zorgverlening. Bij patiënten met een langerdurende hulpvraag is de overdracht van informatie vaak een probleem. Jongeren die in de jeugdzorg van voogd wisselen moeten bij herhaling hun verhaal vertellen. Mensen met een chronische aandoening moeten steeds weer uitleggen, aan de volgende zorgverlener, wat zij hierover al weten. Een PHR kan helpen om deze transities te vergemakkelijken en informatie te behouden en te delen tussen betrokkenen.

Het gebruik van een PHR in combinatie met online informatie kan de patiënt versterken in zijn rol als medebeslisser, waardoor deze het middelpunt van zijn zorgproces wordt. Het draagt bij aan een gelijkwaardige dialoog en samenwerking tussen patiënt en zorgverlener.

Voor de zorgverlener biedt een PHR eveneens voordelen. De ervaringskennis van de patiënt kan onderdeel worden van de zorgverlening. De zorgverlener kan sneller de achtergrond van de patiënt leren kennen. Hij weet meer van het beeld dat de patiënt heeft van de ziekte en hoe deze ermee leeft. Doordat men toegang heeft tot de ziektegeschiedenis ontstaat er meer continuïteit in de zorgverlening. Dit alles leidt tot meer begrip van de patiënt en diens perspectief en draagt bij aan verhoging van de kwaliteit van de zorgverlening en een toename van de patiënttevredenheid.

3.11.2 Instellingsspecifiek (patiënten)portaal

Veel instellingen werken momenteel aan het vergroten van hun bereikbaarheid met behulp van een instellingsportaal, een digitale omgeving waarmee de patiënt (digitaal) toegang heeft tot de instelling. De toegang kan beperkt zijn tot de mogelijkheid om afspraken te maken of breder toegang bieden, denk aan inzage in uitslagen of het elektronisch patiëntendossier (EPD). Een instellingsportaal wordt pas een patiëntenportaal als de toegang tot de zorginformatie is opgenomen. Daarnaast kan het instellingsportaal de omgeving zijn van waaruit eHealth-interventies aangeboden worden. Gebruik van een dergelijke inlogmogelijkheid is gekoppeld aan de duur van het zorgproces binnen één instelling.

Voordelen

Het gebruik van een instellingsportaal in de zorgverlening verhoogt de service naar de patiënt. Informatie die op deze wijze ontsloten wordt, ondersteunt de zelfregie en kan de kwaliteit van de zorg verhogen. Wanneer het EPD ontsloten wordt is de informatie voor patiënt en zorgverlener aanwezig op de plaats waar men de zorg verleent. Dit verbetert de kwaliteit van de zorg. Gebruik van een dergelijk portaal verhoogt de transparantie in de gezondheidszorg.

Nadelen

Een aandachtspunt is het gegeven dat een instellingsportaal instellingsgebonden is, waardoor de informatieontsluiting eindigt na afsluiting van het zorgproces. Dit bevordert niet de continuïteit van informatie en zorg.

3.11.3 Doelgroepspecifiek patiëntenportaal

Onder doelgroepspecifieke patiëntenportalen worden instellingsoverstijgende portalen verstaan. Het zijn portalen waar de patiënt en zorgverleners vanuit meerdere instellingen kunnen inloggen, die bruikbaar zijn in de keten van zorgverlening. De portalen www.parkinsonnet.nl (parkinson) en www.mijnzorgpagina.nl (diabetes in combinatie met hart- en vaatklachten) zijn hier voorbeelden van. Deelnemers, patiënt en zorgverlener, kunnen daar kennis vinden en delen over specifieke aandoeningen, hebben beiden toegang tot het elektronisch patiëntendossier en kunnen onderling contact hebben.

Voordelen

De portalen dragen bij aan continuïteit van informatie en zorg in de keten van zorgverlening en ondersteunen de patiënt in zijn zelfmanagementtaken.

Nadelen

Een aandachtspunt is de diagnosegerichtheid van de applicaties, terwijl ouderen of patiënten met een (chronische) aandoening waarbij monitoring zinvol is, vaak meerdere aandoeningen tegelijk hebben. Dit vraagt een geïntegreerde aanpak en interventie.

3.12 De mening van...

Ragna Arnot-van de Berg, hulpverlener en patiënt

'Sinds mijn hersenbloeding heb ik moeite om mezelf voor te stellen. Ik stelde me voor als hulpverlener, maatschappelijk werkende, voormalig verpleegster of online hulpverlener in mijn eigen praktijk. Maar wat blijft daarvan over wanneer je door ziekte niet langer kunt werken?

"Patiënt worden" betekent de controle verliezen. In de meeste gevallen betekent het de controle verliezen over iets wat voorheen een vanzelfsprekendheid was. Je lichaam laat je in de steek. Dit heeft gevolgen voor je zelfbeeld, zelfvertrouwen en je toekomstverwachtingen. "Patiënt worden" betekent dat je je aan moet passen; je over moet geven of iets moet gaan overwinnen.
Je kunt patiënt worden omdat je ziek bent geworden, een aandoening of een ongeval kreeg. Technisch gesproken ben ik niet ziek. Een aneurysma knapte in mijn hoofd, wat resulteerde in een bloeding tussen mijn hersenvliezen (een sub-arachnoïdale bloeding). Ik overleefde het en vecht om de gevolgen ervan te boven te komen. Zelf controle krijgen was voor mij van groot belang, omdat het mijn zelfvertrouwen sterkt. En mij langzaam weer in het krachtig en zelfstandige vaarwater brengt wat ik gewend ben.

<u>*Hoe ik weer controle over mijn leven probeer te krijgen.*</u>
Ik informeer en sterk mezelf met behulp van online informatie en social media. De bloeding die ik kreeg komt relatief weinig voor en de klachten die ik eraan overhield nóg weer wat minder. Aangezien er geen standaard oplossing voor handen was maakte dit de noodzaak voor het zoeken naar een passende oplossing of route om in te slaan groter. Het belang dat ik heb om een voor mij passende oplossing te vinden is groter dan het belang van mijn arts. Hij gaat aan het eind van zijn dag weer naar huis, terwijl ik met de ingeslagen weg een nieuw leven moet zien op te bouwen.
Mijn eigen mogelijkheden om een passende oplossing te vinden zijn qua beschikbare tijd ook groter dan die van een arts voor wie ik een van de velen ben die hij op een dag ziet. Ik heb toegang tot het internet, ben lid van

een internationaal forum van mensen met dezelfde problemen als de mijne, en kan me aansluiten bij een patiëntenvereniging of een lotgenotengroep. Sommigen zullen zeggen dat ik daarmee de positie van de arts aantast. Echter, een belangrijker schakel dan hij is nog steeds niet te vinden. Ik heb hem nodig om mijn zoektocht richting te geven, mijn bevindingen te toetsen en samen uit te vinden wat mijn juiste weg is. Wellicht zit er voor de arts nog een voordeel aan ook. Hij krijgt door mijn zoektocht relevante informatie over een ziektebeeld of behandeling die hij zelf nog niet had gevonden of was tegengekomen.

Ik zoek samenwerking met mijn arts, behandelaren en zorgverleners.
Natuurlijk zijn er genoeg situaties te bedenken waarin het oordeel van mijn arts zonder meer wordt uitgevoerd en opgevolgd. Als ik een nare hoest heb en ik krijg daar iets voor, als ik een grote jaap in mijn vinger heb die gehecht moet worden. Geen probleem. Wees maar niet bang dat ik dan het proces zal verlengen met allerlei vragen, wat-maar's en wat-als of online informatie.

Maar gaat het over langdurige processen, medicatie die een grote invloed heeft op je bewustzijn of behandelkeuzes die als een eenrichtingsstraat onomkeerbaar zijn, dan is enig gevraag wat mij betreft zelfs op zijn plaats. Is dit echt het goede middel? Past het echt bij mij? Wat zal het me opleveren? Op het moment dat ik deze vragen zal kunnen beantwoorden zal ik ook gemotiveerder zijn om een behandeling vol te houden en trouw te blijven. Online informatie en uitwisseling via de social media helpen me om de juiste antwoorden te vinden om gemotiveerde keuzes, samen met mijn zorgverlener, te kunnen maken. En dat is dan weer gezonder voor mij én goedkoper voor de zorg.

Samenwerking krijgt voor mij ook vorm door mijn arts te informeren over mezelf en mijn leven. In mijn blog houd ik de buitenwereld op de hoogte hoe het mij vergaat. En naast mijn geliefden en vrienden is dit ook voor mijn behandelaars een grote bron van informatie. Ik schrijf over hoe het lukt mijn dag in te delen, wat bepaalde therapieën met me doen, hoe ik me voel. Het is mijn eigen rapportage over hoe het met me gaat. Dat mijn hulpverleners bij het revalidatiecentrum dit niet op hun werk kunnen lezen omdat de IT-afdeling mijn site blokkeert is jammer. Een gemiste kans vanuit *het verlangen om alle computerverkeer overzichtelijk te houden. En vreemd omdat alle behandelaars uit het multidisciplinaire team rapporteren: kennelijk is hun mening belangrijk en de mijne niet. Dat voelt raar. Het gaat tenslotte om mij. Met name mijn ergotherapeut, psycholoog en maatschappelijk werkende houden zich regelmatig op de hoogte. Dit doen zij dan vanuit huis. Ondertussen kopieer ik blogs die ik van belang vind naar e-mail en stuur het ze zo. (Ondertussen hoor ik dat er wordt gesproken hierover op hogere niveaus, dus wie weet kan in de toekomst iemands blog wél gewoon gelezen worden).*

Het resultaat van de informatieuitwisseling via e-mail en blog is dat in de contacten die we face-to-face hebben er directer kan worden gewerkt. De weekplanningen zijn al bekeken per e-mail, de algemene gemoedstoestand duidelijk. Onze tijd samen is dus stukken effectiever geworden.

Emancipatie en empowerment willen niet zeggen dat je altijd krijgt wat je vraagt. Patiënt zijn komt met vele onmogelijkheden. Dingen die je graag zou willen, maar die gewoonweg niet kunnen. Je bewust worden van je "circle of control" is óók empowerment. Al is die cirkel anders dan vroeger, is je regelruimte kleiner; nog steeds is er iets te willen. In mijn geval is mijn regelruimte door mijn prikkelovergevoeligheid en vermoeidheid ernstig verkleind. Dus een concertbezoek zit er niet in. Dat is duidelijk. Maar wat als ik naar het ziekenhuis moet? Ondertussen heb ik geleerd (deze ezel heeft zich het afgelopen jaar al meer dan twee keer aan dezelfde steen gestoten, maar leert uiteindelijk toch) dat ik geen anamnese wil door een co-assistent, die even later door de superviserende arts dunnetjes wordt overgedaan. Daar heb ik simpelweg de energie niet voor; het kost me te veel. Dit geef ik dus aan wanneer ik een afspraak maak. Ik ben er zeker van dat dit soms met een frons wordt ontvangen. Jammer dan. Het gaat tenslotte om mij. Zo vraag ik ook afspraken op tijden van de dag waarvan ik weet dat ik dan de meeste energie heb en dat ik niet door de spits ergens heen hoef. Ook dat hoort erbij. Hierbij zou eHealth me ook kunnen helpen als ik online afspraken zou kunnen maken bijvoorbeeld. In het ziekenhuis kan dit niet, maar bij het revalidatiecentrum in Gouda kan ik dit, indien gewenst, doen per e-mail. Überhaupt kan ik daar per e-mail eventuele vragen of wensen kwijt aan mijn behandelaars. Ik krijg, ijs en weder diendende, snel antwoord, advies of de bevestiging dat ze iets doorsturen aan iemand die me verder kan helpen.

eHealth en empowerment zijn niet zaligmakend, maar kunnen mij wel helpen om de controle over mijn leven weer terug te krijgen, en me weer meer méns te voelen dan patiënt.'

Anne-Mieke Vroom, medisch socioloog en patiënt

'Vooralsnog moet ik Zorg2.0 met behulp van eHealth als een gemis binnen mijn patiëntschap benoemen. "Zorg2.0" stel ik mij voor als een zich telkens ontwikkelende compagnon tijdens mijn leven met de zeldzame aandoening Osteogenesis Imperfecta (OI).

De voordelen van Zorg2.0 en eHealth zijn uitgestrekter dan wij ons momenteel voor kunnen stellen. Een van de mogelijkheden die ik mis is een digitaal dossier, met name tijdens een bezoek aan de spoedeisende hulp. OI heeft als meest voorkomende kenmerk de hoge breekbaarheid van het skelet, dat houdt in dat ik met enige regelmaat gebruikmaak van een spoedeisende hulp. Omdat de aandoening mij niet beperkt in levens- en reislust kan het voorkomen dat ik in een ziekenhuis aan de andere kant van het land terecht kom of in het buitenland.

Veel artsen hebben nog nooit een patiënt met OI gezien. Uitgebreide patiëntspecifieke informatie is noodzakelijk alvorens te diagnosticeren, bij het maken van röntgenfoto's, anesthesie en praktische handelingen als overtillen. Dit zou direct helder moeten zijn wanneer ik het ziekenhuis binnenkom, met één druk op de knop. Helaas bestaat er geen digitaal dossier, er kan dus ook niet vergeleken worden met bestaande röntgenfoto's om het verse trauma te vergelijken met de "normale" situatie. Natuurlijk kan ik zo veel mogelijk vertellen, dit is echter niet altijd gemakkelijk in een pijnlijke traumasituatie en helaas loop ik regelmatig tegen een vervelend obstakel aan. Medische informatie wordt regelmatig pas serieus genomen wanneer het door een collega-medicus wordt gecommuniceerd.

Nog lang niet altijd word ik, zelfs met een aangeboren aandoening, als expert gezien. Terwijl het als patiënt zo belangrijk is te vertellen, te informeren en werkelijk gehoord te worden. Dat zorgt niet alleen voor belangrijke medisch-inhoudelijke informatie. Het patiëntschap blijft een afhankelijke positie en wanneer ik samen mag werken met zorgverleners aan het beste resultaat voor mijn gezondheid, groeit er vertrouwen. Het kan niet anders dan dat dit vertrouwen, in de vorm van wederzijdse compassie, het totale zorgproces voor alle deelnemers en de genezing ten goede komt. Compassie en begrip veranderen ziekenhuizen mijns inziens in efficiënte, veilige omgevingen. Bovenal maakt compassie dat wat angstig en pijnlijk is, helder en dragelijker.

Ik werk graag mee aan het bewerkstelligen van een omslag in de zorgcultuur en bijvoorbeeld het benadrukken van de voordelen van een digitaal dossier. Een veilig dossier, dat ik kan beheren, waarbinnen ik keuzes kan en mag maken en mijn persoonlijke ervaringen kan toevoegen. Mits dit dossier een handvat kan zijn naast zorg waarin luisteren de belangrijkste factor is. Tot die tijd loop ik met een papieren internationaal OI-paspoort rond, dat een opsomming bevat over OI en adviezen voor de zorgverleners. Ik wapper met dit document, totdat ik gehoord word en het digitaal kan delen.'

Marjolein Delsing, zorginnovator HestiCare B.V.

'(Huiskamer)monitoring met domotica en videocommunicatie in de ouderenzorg, draagt bij aan kwaliteit van leven en zorg. Binnen veel kleinschalige woonvoorzieningen voor mensen met dementie stoeit men met het probleem rond toezicht in huiskamers. Vaak is op zo'n kleinschalige woonvoorziening maar één begeleider werkzaam. Deze medewerker verlaat regelmatig de huiskamer om zorg aan bewoners te bieden. Op deze momenten is er geen zicht meer op hetgeen zich in de huiskamer afspeelt. Om het toezicht in huiskamers te verbeteren wordt cameramonitoring ingezet. Zodra de medewerker de huiskamer verlaat wordt de camera geactiveerd. Een medewerker in de zorgcentrale kan, op afstand, een oogje in het zeil houden. Zodra zich een situatie voordoet waarin fysieke

aanwezigheid gewenst is, wordt de medewerker ter plaatse hierover ingelicht. Het toezicht kan ook door de medewerker zelf worden uitgevoerd door inzet van een smartphone of tablet.

De inzet ervan draagt ook bij aan verbetering van de kwaliteit van zorg en van leven. Tijdens de pilot deed zich het volgende voor op een woonvoorziening waar een bedlegerige oudere met de ziekte van Huntington wordt verpleegd. Haar bed is voorzien van beschermend materiaal zodat zij zichzelf niet kan bezeren door de ongecontroleerde bewegingen. Een andere bewoner betrad regelmatig haar kamer. Dit zorgde voor veel onrust. Men overwoog de kamer van de bedlegerige bewoner af te sluiten. Aangezien deze oplossing veel impact heeft, is eerst gekozen voor de inzet van een camera met infrarood detectie in de deuropening. Zodra de bewuste medebewoner de kamer binnenkwam maakte het systeem hier een melding van. De medewerker in de zorgcentrale ontving deze melding en vroeg via hetzelfde systeem de bewoner (op afstand) de kamer te verlaten. Vooraf aan de pilot werd ingeschat dat een 'stem uit de muur' alleen maar tot verwarring zou leiden. De praktijk wees echter uit dat acht van de tien keer de medebewoner de instructies 'uit de muur' opgevolgd had.

Door de beschermende voorzieningen aan het bed werd het uitzicht van de bedlegerige bewoonster ernstig beperkt. Voorheen kon de bedbescherming alleen verwijderd wordt indien er een medewerker in de ruimte aanwezig was om erop toe te zien dat de bewoonster zichzelf niet bezeerde. Door inzet van cameramonitoring zijn deze momenten uitgebreid.

Voor aanvang van de pilot werd door een aantal medewerkers sceptisch gereageerd op de inzet van technologie om meer toezicht in huiskamers te kunnen verwezenlijken. Na afronding van de pilot werd door de medewerkers aangegeven dat zij met een geruster gevoel de huiskamer verlaten wanneer zij zorg aan bewoners moeten verlenen. Zij gaven aan dat zij de inzet van deze technologie als onderdeel ervaren van de wijze waarop ze zorg verlenen en vrezen dat er weer meer onrust onder de bewoners zal ontstaan zodra deze vorm van ondersteuning niet meer wordt geboden. Op basis van de positieve bevindingen zijn de pilots afgerond en is deze toepassing onderdeel gaan uitmaken van de reguliere zorgverlening'.

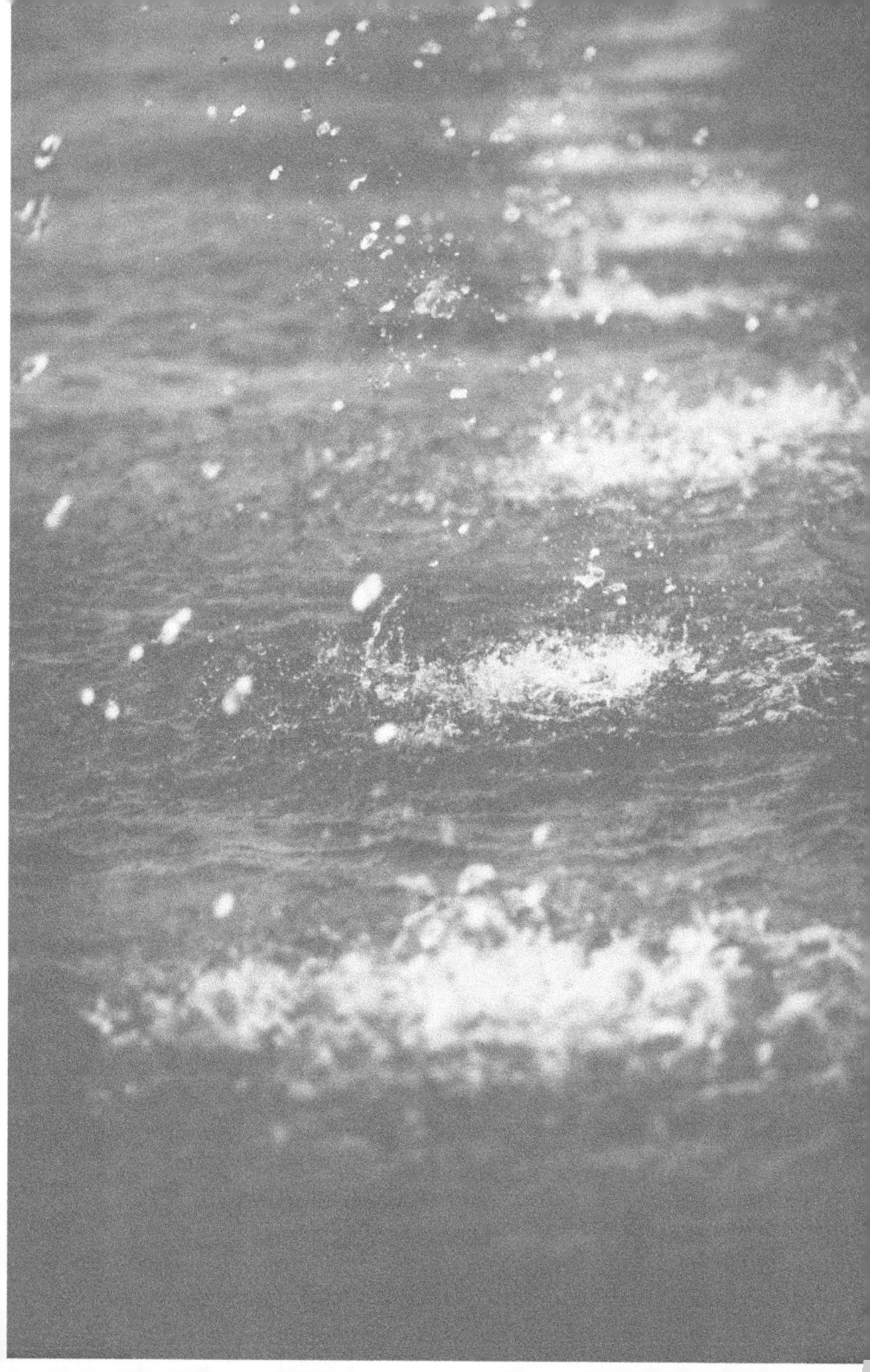

4. Invloed op de gezondheidszorg

eHealth is gedefinieerd als het gebruik van technologie om de gezondheid of gezondheidszorg te verbeteren. Uit de definitie maar ook uit ervaringen in de praktijk blijkt dat eHealth invloed heeft op de gezondheidszorg: op de gezondheidszorg in het algemeen, op de wijze waarop de zorgverlener zorg verleent en op de rol van de patiënt in dit geheel. In dit hoofdstuk is beschreven wat de invloed is van eHealth op de gezondheidszorg in het algemeen. De invloed van de verschillende eHealth-interventies staat beschreven in hoofdstuk 3, eHealth-interventies.

4.1 Effectiviteit, efficiëntie en empowerment

eHealth wordt vaak in één adem genoemd met efficiëntie, effectiviteit en empowerment. Deze drie E-woorden lijken een soort heilige driehoek te vormen waar het belang van eHealth aan wordt opgehangen. Reden om deze driehoek eens nader te beschouwen.

eHealth en effectiviteit

Er zijn in de afgelopen jaren veel studies verricht naar de effecten van online behandelmodules en zorg-op-afstandtoepassingen. Op hoofdlijnen laten deze studies zien dat de eHealth-interventies beloftevol zijn. De geëvalueerde interventies blijken succesvol, het gestelde doel wordt behaald en de interventie wordt door de gebruikers gewaardeerd. Ook blijkt uit de onderzoeken dat de effectiviteit van de begeleide eHealth-interventies niet afhankelijk is van de ervaring van de hulpverlener. Juist de protocollisering van de interventie draagt bij aan het effect. Daardoor kunnen minder ervaren hulpverleners bij gebruik van eHealth-interventies dezelfde resultaten bereiken als hun meer ervaren collega's (Meijnckens, 2009). Dit is winst op effectiviteit maar ook op efficiëntie.

Er is nog geen uitputtende kennis over de effectiviteit van eHealth-interventies. Zo is in de GGZ met name onderzoek gedaan naar de effectiviteit van online behandelmodules en zelfhulpmodules voor verslaving, depressie en alcoholmisbruik. In de somatische zorg zijn er onderzoeken die de effectiviteit van online monitoring bij hartfalen aantonen. Alhoewel de bewijstlast zich nog ontwikkelt, is de gedeelde opinie onder onderzoekers dat het waardevol is om eHealth verder te ontwikkelen.

Therapietrouw is een aandachtspunt bij de meeste eHealth interventies. Deze lijkt lager dan bij reguliere, face-to-face interventies. Met name bij onbegeleide eHealth interventies is de uitval tijdens behandeling groter dan bij de reguliere interventies. De vraag is of dit een signaal is van matige effectiviteit of kwaliteit. Een verklaring is dat de uitval bij eHealth interventies mogelijk groter is doordat de gebruiker stopt met de interventie wanneer de klachten verminderd zijn. De sociale druk om het contact na te komen, zoals deze er wel is bij de face-to-face hulpverlening, ontbreekt. Dit zou passen bij de constatering dat het uitvalpercentage bij begeleide eHealth interventies kleiner is. Hierover is nog geen consensus in onderzoeksveld. Marloes Postel (Van Kerkhof, 2011) concludeert op basis van analyse van de uitval bij het online behandelprogramma www.alcoholdebaas.nl dat drie redenen zichtbaar worden:

- ✓ Persoonlijke omstandigheden: de deelnemer is te druk op het werk of privé waardoor hij stopt.
- ✓ Te intensief: het programma wordt als te belastend ervaren, met name de zelfwerkzaamheid in de vorm van registratie en huiswerk van het programma blijkt een reden om te stoppen.
- ✓ Tevredenheid met het eindresultaat: de deelnemer heeft het doel bereikt, namelijk het drankgebruik onder controle. De gehele cursus volgen was een vorm van overbehandeling.

Er is nog veel te leren over de reden voor therapieuitval. De bevindingen van Postel laten zien dat eHealth-interventies, nog beter dan face-to-face interventies, moeten aansluiten bij de zorgvraag en duidelijkheid over de verwachte inzet van de deelnemer noodzakelijk is.

eHealth en efficiëntie

Voor de GGZ laat een meta-analyse van het Trimbos-instituut (Riper et al., 2007) met enige zekerheid zien dat eHealth-interventies voor depressie niet alleen in klinisch opzicht maar ook in financieel opzicht efficiënt zijn. Ook voor de verslavingszorg zijn dergelijke resultaten bereikt waardoor deze interventies nu opgenomen worden in het vergoedingenpakket van enkele zorgverzekeraars. De online zelfhulpcursus www.alcoholondercontrole.nl is hiervan een voorbeeld. De interventie is goedkoper doordat deze aan een grotere groep patiënten aangeboden kan worden, zonder wezenlijke verhoging van de personeelskosten. Als gevolg hiervan kunnen zorginstellingen met dezelfde middelen meer zorgdiensten verlenen of dezelfde zorg leveren voor een lager budget. Voor de somatische zorg en de ouderenzorg zijn er eveneens voorbeelden van efficiëntieverhoging door de inzet van eHealth. Een zorgcentralist in de ouderen- of somatische zorg kan op afstand bij meer patiënten de gezondheid monitoren dan een medewerker op de afdeling. De beperkende factor is niet het aantal uren dat deze dienst geleverd kan worden, de zorg-op-afstandtoepassing is digitaal altijd aanwezig, maar de benodigde capaciteit voor de zorgopvolging wanneer die fysiek geboden moet worden. Zeker wanneer eHealth in een grotere regio ingezet wordt, is zorgopvolging een belangrijk aspect.

De mogelijkheid van e-consult om een recept te verlengen maakt duidelijk dat hier winst ligt voor beide partijen: de patiënt kan dit online aanvragen en de arts kan dit e-mailverzoek sneller afhandelen dan wanneer dit verzoek telefonisch plaatsvindt.

Naast deze vorm van kostenefficiëntie is nog een andere efficiëntiewinst in tijd en geld zichtbaar voor zowel de zorgorganisatie als de patiënt. Daar waar eHealth dient als vervanger voor reguliere face-to-face contacten, geldt voor beide partijen dat dit hen reistijd en reiskosten scheelt. De mogelijkheid van online videocontact laat zien dat een zorgconsult kan plaatsvinden zonder reistijd. Voor betrokkenen geldt dat de (online) afspraken beter in te plannen zijn. Ofwel in het privéschema van de patiënt, ofwel in het werkschema van de zorgverlener. Dit verhoogt de efficiëntie in het dagelijkse werk, omdat er minder sprake is van 'verloren tijd' rondom

> In Engeland ontvangen wijkverpleegkundigen hun afspraken en de patiëntinformatie op een Blackberry met gebruik van iNurse. De opschaling naar gebruik onder duizenden wijkverpleegkundigen is eenvoudig en kosteneffectief te realiseren (eHealth Insider, 2010).

de patiëntafspraak. Het gegeven dat informatie vanwege internet gemakkelijker mobiel, dus op de plaats van zorgverlening, toegankelijk kan zijn, zorgt voor meer efficiëntie. De zorgverlener hoeft zijn dossier niet langer op te halen op de werkplek, maar kan deze raadplegen op de plaats van zorgverlening. Tegenwoordig kan dit steeds vaker via mobiele applicaties op een smartphone of een tablet.

Substitutie van persoonlijke zorg door online interventies en de efficiëntere werkprocessen die ontstaan door gebruik van eHealth dragen bij aan meer efficiëntie in de gezondheidszorg. Dit mag en kan echter niet ten koste gaan van de kwaliteit van de zorgverlening. Efficiëntiewinst wordt idealiter zo georganiseerd dat beide partijen, patiënt en zorgverlener, hier baat bij hebben.

eHealth en empowerment

De focus op empowerment is een algemene trend in de gezondheidszorg. Timmer (2010) stelt dat patiëntempowerment gebaseerd is op de volgende vier aspecten: attitude, kennisinbreng, dialoog en samenwerking. In haar onderzoek concludeert zij dat eHealth-interventies mogelijkheden creëren die op alle vier de aspecten van patiëntempowerment een positieve invloed hebben. Een regieverschuiving, van zorgverlener naar patiënt, mede als gevolg van eHealth, wordt voorzichtig zichtbaar: in de dialoog, in de samenwerking en in de omgang met kennis. De inzet van digitale middelen bevordert, volgens Schalken (2010), dat de patiënt zelf aan de slag gaat. Het onderzoek van Timmer onderschrijft dit. In dit onderzoek naar de relatie tussen eHealth en empowerment is verder gebleken dat tijdens alle fasen van het zorgproces eHealth-interventies beschikbaar zijn die empowerment van de patiënt kunnen ondersteunen. Er staat 'kunnen ondersteunen' omdat niet alle soorten interventies in alle zorgsectoren beschikbaar zijn.

Digitale kloof

Het is duidelijk dat de effectiviteit en doelmatigheid van eHealth-interventies toenemen wanneer het bereik toeneemt. Hierin ligt een aandachtspunt. Bekend is dat, ondanks de hoge internetpenetratie in Nederland, er sprake is van een 'Digital Divide'. Een digitale kloof die ontstaat doordat niet alle leeftijdsgroepen en sociale groepen in de maatschappij even gemakkelijk toegang hebben tot internet of dit gebruiken voor sociale, maatschappelijke of gezondheidsredenen. Bij hen is de digitalisering minder ver doorgedrongen. Zo is bekend dat eHealth de doelgroep met een lage sociaaleconomische status (SES) niet of minder gemakkelijk bereikt. Ook voor de reguliere zorg geldt dat dit een moeilijk te bereiken groep is. Dit is een algemeen aandachtspunt in de gezondheidszorg. Bij de verdere ontwikkeling van eHealth is extra aandacht voor deze doelgroep noodzakelijk om te voorkomen dat zij niet bereikt worden en de potentie van eHealth onvoldoende benut wordt.

De drie E-woorden en de daarbij gemaakte kanttekening over het bereik in gedachte houdend, worden hierna de verschillende effecten van eHealth op de gezondheidszorg in het algemeen beschreven. Aansluitend wordt ingegaan op de kansen voor de zorgorganisatie.

4.2 Kansen voor de gezondheidszorg

eHealth beïnvloedt de gezondheidszorg en biedt de sector kansen om het capaciteitsprobleem het hoofd te bieden en aan te sluiten bij ontwikkelingen die gaande zijn.

Doelgroepbereik

In de gezondheidszorg zijn een aantal doelgroepen moeilijk te bereiken met reguliere zorg. Het zijn mensen met klachten die hun weg naar de zorg niet of te laat zoeken, bijvoorbeeld omdat het taboe-onderwerpen betreft of omdat hun sociale context of allochtone afkomst hen belemmert hulp te zoeken. eHealth beïnvloedt op meerdere manieren positief de toegankelijkheid van de zorg en verbetert daarmee het doelgroepbereik. Dit effect ontstaat door de mogelijkheden die eHealth creëert voor informatieontsluiting en voor preventieve en vroege interventies. Met name de toegankelijkheid van de interventies, de 24-uurs beschikbaarheid en de anonimiteit van (sommige) eHealth-vormen zorgen voor laagdrempelige informatievoorziening en behandelmogelijkheid waardoor een grotere groep patiënten bereikt wordt. Het is nodig hierbij een kanttekening te maken, vanwege de digitale kloof.

Zorgcapaciteit

In de zorg bestaan sinds jaar en dag wachtlijsten en krapte. In de GGZ zijn wachtlijsten tot 3 maanden niet ongewoon. Na een indicatie voor intramurale, lees 24-uurs zorg, wordt de patiënt op een wachtlijst geplaatst. De zorginzet wordt bepaald door de beschikbare minuten of teruggebracht tot basishandelingen. Alle sectoren in de gezondheidszorg kennen wachtlijsten of schaarste. Gezien de dreiging van verergering van de capaciteitsproblematiek de komende jaren, is de ontwikkeling van duurzame zorg een must.

eHealth kan hieraan op meerdere manieren bijdragen doordat een andere verdeling van de zorgdiensten mogelijk wordt. Enkel de inzet van eHealth leidt niet per definitie tot duurzame zorg, juist in combinatie met een andere verdeling van de verantwoordelijkheden en rollen tussen patiënt en zorgverlener, verandert de beschikbaarheid van interventies en wordt de herverdeling van de zorgdiensten ondersteund.

Wanneer reguliere face-to-face zorg vervangen of aangevuld kan worden met eHealth-capaciteit ontstaan er mogelijkheden voor een betere benutting van mensen en middelen:

- ✓ In de gezondheidszorg voor patiënten met een (chronische) somatische aandoening wordt de positieve invloed van eHealth op de verdeling van de zorgcapaciteit op meerdere manieren zichtbaar. Doordat de patiënt zelf een deel van de monitor- en registratietaken kan uitvoeren (online), bijvoorbeeld bloedwaarden opnemen bij diabetes, wordt de zorgverlener vooral ingezet voor de analyse van de waarde en de advisering.
- ✓ Communicatie via internet biedt goede mogelijkheden voor teleconsultatie. De patiënt gaat voor het onderzoek naar de huisarts of reguliere zorgverlener. Daar waar de huisarts voorheen een doorverwijzing schreef wordt nu teleconsultatie benut. De specialist kijkt op afstand mee, naar een door de huisarts geüploade foto of video. Hierdoor kan in het zorgproces selectiever doorverwezen worden naar specialistische zorg. Dit vermindert het aantal onnodige verwijzingen.

De kwaliteit en capaciteit van zorg blijft gewaarborgd, de inzet van de specialist wordt echter ingeperkt.
✓ Een ander voorbeeld is de mogelijkheid om reguliere controles met behulp van eHealth zo veel mogelijk digitaal af te handelen. Een webspreekuur in plaats van een overvolle wachtkamer met patiënten voor een controleconsult.

> Het ziekenhuis in Lelystad heeft als eerste in Europa een Tele-intensive-care. Het initiatief moet een oplossing bieden voor de avonden en weekenden waarin het MC Zuiderzee Ziekenhuis geen intensivisten in dienst heeft. Het gespecialiseerde IC-personeel van het OLVZ in Amsterdam begeleidt de verpleegkundige in Lelystad via online beeldcommunicatie. Op deze manier willen de beide ziekenhuizen de kwaliteit van de IC-verzorging 24/7 garanderen.

eHealth kan bijdragen aan vermindering van de wachtlijstproblematiek door het zorgaanbod anders te ordenen en aan te bieden:
✓ De wachttijd kan overbrugd worden met zelfhulpmodules of online begeleiding.
✓ Bij lichte of milde klachten wordt gestart met een eHealth-interventie (stepped care) die als behandeling kan volstaan.
✓ Persoonlijke face-to-face behandelmogelijkheden blijven behouden voor patiënten met meer complexe klachten.

eHealth-interventies kunnen regio-overstijgend gebruikt worden, waardoor het verzorgingsgebied toeneemt en mogelijkheden ontstaan om specialistische zorg aan te bieden in grotere regio's.

> Voor patiënten met schizofrenie is door GGZ NHN een pilot met beeldcommunicatie uitgevoerd om hen te ondersteunen. Patiënten worden dagelijks op afspraak of verzoek even gezien, via een online beeldverbinding. Patiënten voelen zich veiliger, zekerder en de zorgverlener kan op afstand dichtbij blijven. Op deze wijze wordt de beschikbare zorgcapaciteit effectiever ingezet.

Stepped care, snellere screening (op afstand), andere verdeling en inzet van de contacten met de zorgverlener of specialist zijn voorbeelden die bijdragen aan een betere verdeling van beschikbare zorgcapaciteit. Deze taak en procesherschikking leiden tot andere inzet en verdeling van de beschikbare zorgcapaciteit.

Decentralisatie van zorg

Reguliere zorg wordt veelal geboden in de zorginstelling. Wanneer iemand vanwege de aandoening of leeftijd meer zorg, lees 12 tot 24 uur per dag, nodig heeft, moet hij hiervoor naar een zorginstelling. Echter, mensen ontvangen bij voorkeur de zorg thuis en opname in een instelling leidt tot hogere kosten vanwege de bijkomende overheadkosten, onder andere voor de materiële voorzieningen zoals het gebouw.

Door gebruik van eHealth kan de zorg in de thuisomgeving of in kleinschalige woonzorgeenheden geboden worden. Andere woonzorgvormen ontstaan waarbij de thuisomgeving van de patiënt de zorgomgeving is. Daarbij kunnen door de inzet van (thuis)technologie zwaardere zorgarrangementen in de thuissituatie geboden worden. De ontwikkeling dat de zorgverlener mobiel toegang heeft tot zorgdata draagt bij aan verbeterde zorgverlening in de (thuis)omgeving van de patiënt. eHealth heeft invloed op de plaats van zorgverlening. Samengevat is dit effect 'decentralisatie van zorg' genoemd.

- ✓ Door toezichthoudende technologie, waaronder videocommunicatie en domotica, in te zetten, kunnen kleinschalige woonvormen in de gehandicaptensector of in de ouderenzorg (onder andere bij dementerende ouderen) ontstaan. Zelfstandig wonen in de wijk is dan weer een mogelijkheid voor deze doelgroep.
- ✓ De overgang naar intramurale zorg kan uitgesteld worden omdat de zorgbehoefte in een extramurale setting geboden kan worden. Een opname in een verpleeg- of verzorgingstehuis kan worden voorkomen of uitgesteld. Mensen kunnen hierdoor langer zelfstandig blijven wonen.
- ✓ Een ziekenhuisopname kan verkort worden, omdat de benodigde nazorg via zorg-op-afstand, telemedicine of telecare geboden kan worden.

Het virtueel verzorgingstehuis werkt. Digitaal afstemmen tussen disciplines en goede inschatting van de zorgvraag zorgt ervoor dat een groot aantal ouderen de gang naar het verzorgingstehuis nog niet hoeft te maken. Dit concludeert huisarts Thieu Heijltjes na een proef van twee jaar met het zorgexperiment 'het virtuele verzorgingshuis'. Het virtuele verzorgingshuis is een website waarop alle betrokken zorgverleners kunnen inloggen. Artsen en verpleegkundigen, maar ook de patiënt en diens familie. De site bevat voor iedere 'bewoner' een zorgplan, opgesteld door de betrokken hulpverleners. Daarnaast wordt gewerkt met een screeningssysteem voor de screening van de zorgvraag. Het nieuwe systeem zorgt ervoor dat de wachtlijst verdween, dat mensen langer thuis kunnen wonen en zelf de regie hebben over hun leven en zorgvraag (Zorgvisie, 2011).

Gentag en het Core Instituut hebben een draadloze monitorkit onthuld waarmee patiënten zichzelf kunnen controleren op overmatige zwellingen, bij ontslag uit het ziekenhuis na een operatie. NFC (Near Field Communication), geïmplementeerd in een mobiele telefoon maakt het mogelijk dat de patiënt zelf het geopereerde gebied monitort waardoor het verblijf verkort kan worden maar men toch eventuele complicaties tijdig kan signaleren.

Flexibilisering van zorg

De verbinding tussen eHealth en reguliere zorg zorgt voor flexibilisering van de gezondheidszorg. Er onstaan nieuwe zorgvormen. Het twitterspreekuur, online advies van een arts of ziekenhuis, is hiervan een voorbeeld. Een ontwikkeling die hierop aansluit is de vervaging van de grenzen tussen behandeling en coaching. Online zelfhulpmodules bevinden zich soms op het snijvlak van beide. Een voorbeeld hiervan is een e-coachtraject om te stoppen met roken, ontwikkeld door de Volkskrant (Meijnckens, 2009). Daarnaast is er een toename van het zorgaanbod, doordat er nieuwe typen zorgaanbieders komen die (nieuwe) eHealth-zorgvormen aanbieden op commerciële basis. Dit zijn branchevreemde aanbieders die eHealth-zorgproducten ontwikkelen.

Er ontstaan door de nieuwe zorgvormen meer keuzemogelijkheden om het zorgproces invulling te geven, voor patiënt én zorgverlener. Keuze uit zowel reguliere als eHealth-interventies of een combinatie ervan.

> Meerdere zorginstellingen die zich richten op mensen met een drank- of drugsprobleem bieden inmiddels online behandeling als onderdeel of eerste stap in het behandeltraject.

> Bij depressiebehandeling is het gebruik van een online zelfhulpcursus als eerste stap steeds vaker onderdeel van de behandeling.

> De patiënt kan online gemakkelijker een second opinion aanvragen. Er zijn patiënten die hun gezondheids-informatie (foto's, labuitslagen, enz.) online delen met een andere zorgverlener, om op deze manier een second opinion aan te vragen.

> De arts kan kiezen voor een fysiek consult of een e-consult, een therapeut voor face-to-face of internettherapie.

Er ontstaat een breder zorgaanbod, waardoor de keuzemogelijkheid toeneemt en zorgvraag en -aanbod beter op elkaar aansluiten.

Zorg2.0: de patiënt laat van zich horen

Een duidelijk gevolg van eHealth is dat het aanbod van een zorgorganisatie niet langer leidend is in het zorgproces. De mondige patiënt bepaalt en kiest mee, soms samen met zijn digitale achterban, the crowd of zijn persoonlijke community.

Op individueel niveau nemen patiënten meer de regie in hun gezondheid en ziekte. De patiënt heeft duidelijker voor ogen wat hij verstaat onder kwaliteit van leven en welke keuzes hij hierin wil maken. De patiënt zal steeds vaker het zorgproces mee willen bepalen. De patiënt is beter geïnformeerd, weet meer van zijn ziekte en informeert zichzelf actief over de behandelmogelijkheden. De patiënt heeft de beschikking over informatie, maar ook toegang tot zijn medisch dossier. Een groeiende groep patiënten wil de centrale speler in hun zorgproces zijn. eHealth speelt hierin een faciliterende rol.

Patiënten informeren elkaar, door een blog over gezondheid of ziekte en door gebruik van nieuwe social media, zoals Twitter. Internettechnologie als wiki's en online communities ondersteunen de informatieuitwisseling en besluitvorming over ziekte en zorg. Door de beschikbaarheid van informatie op internet ontstaat er een nieuw fenomeen: 'Patient Opinion Leaders', POL. Waar voorheen de zorgprofessional leidend was en de opinie over goede zorg bepaalde, wordt nu als gevolg van de online informatieuitwisseling zichtbaar dat patiënten zich ook profileren als POL, bedoeld of onbedoeld.

4.3 Kwaliteit van zorg

Over de invloed van eHealth op de kwaliteit van de zorg zijn de meningen verdeeld. In de literatuur zijn meerdere voorbeelden te vinden waaruit blijkt dat de verschillende eHealth-vormen een positief effect op de kwaliteit van zorg kunnen hebben. Flim (2009) beschrijft dat in alle deelsectoren van de AWBZ zorg-op-afstand de kwaliteit van de zorg niet benadeelt en in veel gevallen zelfs ten goede komt. Van der Velde (2008) stelt dat de kwaliteit van de diagnostiek verbetert doordat professionals e-consultatie benutten. De continuïteit in de monitoring van zorg-op-afstandtoepassingen wordt gezien als een verbetering van de kwaliteit van zorg. Doordat meer informatie over de patiënt beschikbaar is, ontstaat beter inzicht in het verloop van het ziekteproces, wat de kwaliteit van de behandeling ten goede kan komen. Hollestelle (2005) voegt daaraan toe dat wanneer een opname voorkomen kan worden door de inzet van monitoring of zorg-op-afstand, ook instellingsgerelateerde gezondheidsrisico's voorkomen kunnen worden. Een ander gevolg van eHealth is dat de inzet ervan vraagt om protocollering van de werkwijze. Afhandeling van bijvoorbeeld zorgoproepen vraagt om werkprotocollen. Deze protocollering draagt bij aan verbetering van de kwaliteit van zorg. De kans om samen te werken als patiënt en zorgverlener wordt eveneens gezien als kwaliteitsverbetering in de zorg. Zo bezien biedt eHealth meerdere mogelijkheden om de kwaliteit van zorg, op verschillende vlakken, te bevorderen.

Maar naast de positieve geluiden zijn er ook geluiden over een te lange wachttijd na een zorgoproep of slechte communicatie en overdracht tussen zorgverlener en zorgcentrale. In meerdere rapportages over beeldcommunicatie in de ouderenzorg wordt opgemerkt dat een beeldschermcontact het menselijk contact nooit kan vervangen. De arm om je heen, maar ook de fysieke zorg, zoals kousen aantrekken of douchen, blijft nodig. Het gebruik van techniek mag niet ten koste gaan van persoonlijke aandacht en zorg.

Het algemene idee is dat de kwaliteit van zorg niet benadeeld wordt door eHealth maar dat de kwaliteitsbewaking wel aandacht behoeft. Voor meerdere eHealth-toepassingen kan bedacht worden hoe dit de kwaliteit van zorg kan verbeteren, maar er is geen richtlijn of standaard voor. Momenteel werkt het Trimbos-instituut aan de ontwikkeling van een keurmerk voor eHealth-applicaties voor de GGZ. Specifieke aandachtspunten zoals goede integratie in de reguliere zorgverlening en zorgplan, aandacht voor privacy en dataveiligheid, aandacht voor ontwikkeling en gebruik vanuit de zorgvraag in plaats van technologische mogelijkheden dragen bij aan kwaliteitsbewaking van eHealth. Daarnaast dient men aandacht te besteden aan de gedragscode voor online contact tussen patiënt en zorgverlener. Meer hierover in hoofdstuk 5, Implementatie.

4.4 Kansen en aandachtspunten voor de zorgorganisatie

In de vorige paragrafen is de invloed van eHealth op de zorg algemeen beschreven. Schalken (2010) en De Groot (2010) beschrijven een aantal voordelen. Deze zijn in tabel 14 weergegeven. In de derde kolom is aangegeven voor wie de voordelen gelden: de patiënt, de zorgverlener of zorgorganisatie. In de laatste kolom is de vergelijking gemaakt met de voordelen zoals hiervoor beschreven.

De invloed van eHealth, zoals beschreven in vorige paragrafen, in ogenschouw nemend wordt zichtbaar dat dit de zorgorganisatie een viertal kansen biedt. Er zijn daarnaast ook risico's of anders geformuleerd aandachtspunten, die een risico vormen wanneer men eraan voorbijgaat. Eerst maar eens een blik op de kansen.

Kwaliteitsverhoging zorg
- ✓ eHealth creëert een nieuwe impuls voor vraaggerichte zorg, waarbij het vraagmoment van de patiënt leidend is, met een breed scala aan mogelijkheden om de patiënt te ondersteunen in een bij hem passende vorm.
- ✓ eHealth creëert kansen voor zorgdifferentiatie. Men kan differentiëren in zorgvraag en -aanbod: lichtere (online) zorg bij milde klachten eventueel in aanloop naar blended behandelen of face-to-face behandeling. Een nieuw motto kan zijn: snel en licht in behandeling met eHealth en persoonlijke zorg waar het nodig is.
- ✓ eHealth biedt mogelijkheden om de wachtlijstproblematiek aan te pakken, door patiënten bijvoorbeeld eerder toegang te bieden tot eHealth of door zorgdifferentiatie.

Betere service/zorgverlening
- ✓ De patiënt heeft meer keuzemogelijkheden door de uitbreiding van het palet aan zorg- en behandelmogelijkheden, waardoor beter passend zorg geboden kan worden.
- ✓ Er zijn meer mogelijkheden om zorg in de woonomgeving van de patiënt te bieden.
- ✓ Patiëntinformatie kan op de locatie van zorg (thuis) ingezien worden.
- ✓ Het zorgproces wordt voor de patiënt transparanter.
- ✓ Samenwerking met patiënt waarbij de regierol bij de patiënt ligt.

Schalken (2010): online behandeling	De Groot (2010): chat	Voor	Timmer: eHealth
Gemakkelijker toegang tot hulpverlening/ hulpvrager	Laagdrempeligheid, anonimiteit en vertrouwelijkheid	Patiënt	Service: 24/7 beschikbaarheid: vraaggestuurd, aansluiten bij motivatie, vraagmoment
Behandeling in vertrouwde omgeving, thuis		Patiënt	Service: Any place beschikbaarheid
Grotere openheid in contact bij hulpvrager	Veiligheid door digitale afstand	Patiënt	(Schijnbare) Anonimiteit: Service & kwaliteit
Informatie wordt beter onthouden door hulpvrager	--	Patiënt	Empowerment d.m.v. informatie-beschikbaar heid
Minder snel wederzijdse vooroordelen	Gelijkwaardigheid	Patiënt/ Zorgverlener	Empowerment als gevolg van gelijkwaardigheid
Tijd voor reflectie bij betrokkenen	Therapeutisch effect door reflectie op tekst, en bezinning door therapeut	Zorgverlener /Patiënt	Taakherschikking: Impact op werkwijze en communicatie
Eenvoudiger bewaren en onderzoeken van transcripten door instelling	--	Zorgorganisatie/ zorgverlener	Efficiëntie: Impact op werkwijze, rapportage voordelen

Tabel 14 Voordelen

Efficiëntieslag

✓ eHealth kan eraan bijdragen dat een zorgorganisatie meer zorg kan leveren met dezelfde middelen. Dat vraagt wel dat men eHealth in de implementatie als substitutie voor reguliere zorg inzet.

✓ eHealth biedt kansen om de overheadkosten (apparatuur en gebouwen) terug te brengen. Een telezorgdienst kan landelijk werken. Dit vraagt minder werkruimte dan wanneer alle zorg persoonlijk geboden wordt. Er is wel een investering nodig voor de inrichting van de telezorgruimte, denk aan computers, headsets maar ook programmatuur.

✓ Op administratief gebied is door de inzet van eHealth efficiëntiewinst te halen, doordat patiënten zelf data/monitorinformatie invoeren of transcripten van online contact (chat of e-mail) naar het EPD geëxporteerd kunnen worden.

Herinrichting naar duurzaam zorgconcept

eHealth-ontwikkeling biedt zorgorganisaties mogelijkheden om tot een nieuw zorgconcept te komen. Idealiter is dit een zorgconcept gebaseerd op duurzaamheid, dat past in deze tijd van krapte met gepaste aandacht voor de kwaliteit van zorg en de rol en taakverdeling van de patiënt en de zorgverlener. Dit duurzame zorgconcept kent nieuwe speerpunten voor de zorgverlening en een ander taakprofiel voor de zorgverlener. Het gaat om de volgende (nieuwe) speerpunten waarbij eHealth als facilitator een bijdrage kan leveren aan de realisatie:

✓ Verscherpte balans zoeken tussen kwaliteit van zorg, vraaggerichte zorg, efficiëntie en duurzaamheid.

✓ Gedeelde verantwoordelijkheid en zorgverlening: samenwerking tussen zorgverlener(s) en patiënt, eventueel ook met meerdere zorgorganisaties/disciplines.

✓ Meer aandacht voor zorgdifferentiatie en nieuwe impuls voor vraaggestuurd werken. Denk aan vroegsignalering en probleemmonitoring maar ook flexibele zorginzet, zodat eerder en op maat zorg geboden kan worden.

✓ Expertise en specialismen concentreren en online beschikbaar stellen: (groter) bereik creëren met behulp van eHealth (teleconsultatie).

eHealth in de praktijk

✓ Taakherschikking speelt een belangrijke rol in de realisatie van nieuwe zorgconcepten. Uitgebreid is dit beschreven in paragraaf 6.1, Taakinhoud.

Aandachtspunten
Dit klinkt mooi. Kansen die zich voordoen. Echter, willen de kansen positief uitpakken dan is het nodig oog te hebben voor de mogelijke risico's. Op de volgende pagina biedt tabel 15 een overzicht van risico's die Schalken (2010) en De Groot (2010) benoemen bij de inzet van online hulpverlening of online chatcontact tussen zorgverlener en patiënt. De tabel laat zien voor wie de risico's gelden. In de laatste kolom wordt de verbinding aangegeven tussen het gesignaleerde risico en de implementatieconsequenties. In hoofdstuk 5 wordt ingegaan op de risico's en de specifieke aandachtspunten voor implementatie. Hieronder enkele eerste aandachtspunten.

Onvoldoende aandacht voor de kwaliteit van de zorg
Een te sterke focus op kostenreductie kan ten koste van de kwaliteit van zorg gaan. Daarmee kan de organisatie niet alleen bedrogen uitkomen, maar misschien ook de spreekwoordelijke plank wat misslaan. Het is te adviseren om bij de realisatie van een nieuw zorgconcept, de implementatie van (vraaggestuurde) eHealth, te zoeken naar een juiste balans in het sturen op kwaliteit van zorg en efficiëntiewinst. Beide zijn van belang, maar wel in samenhang.

eHealth in een 1.0-jasje
Een goede eHealth-applicatie is meer dan de digitalisering van methodieken en het online plaatsen van teksten. Een goede eHealth-applicatie bevordert deelname van de patiënt aan de behandeling. ICT is alleen het middel, niet het doel. Anders ontstaat er een risico dat de eHealth-applicatie niet meer is dan gedigitaliseerde werkboeken van trainingen.

Realiseer je dat eHealth meer is dan techniek alleen!
Het risico bestaat dat er tijdens de implementatie alleen op de techniek gefocust wordt zonder de zachte kanten, de mens en de zorgprocessen, hierin mee te nemen. Daardoor kan een situatie onstaan waarin implementatie plaatsvindt zonder de benodigde herordening van de zorgprocessen. Wil de organisatie eHealth werkelijk implementeren dan

Invloed op de gezondheidszorg

vraagt dit inbedding in de reguliere zorg- en werkprocessen. Denk daarbij ook aan de behandelverantwoordelijkheid en keuzes rondom betrouwbaarheid van de techniek. Aandacht voor het veranderde functieprofiel en (communicatie)competenties is eveneens van belang.

	Schalken (2010): online behandeling	De Groot (2010): chat	Voor	Timmer: eHealth
Nadelen	Afhankelijk van toegang kennis en vaardigheden van internet bij hulpvrager	--	Patiënt	Digitale kloof
	Mogelijk missen van relevante informatie	--	Zorgverlener /Patiënt	Communicatie, behandelverantwoordelijkheid
	Virtuele identiteit	--	Zorgverlener /Patiënt	Communicatie, behandelverantwoordelijkheid
	Grotere kans op misverstanden of conflicten	--	Zorgverlener /Patiënt	Communicatie
	Verminderde betrokkenheid hulpvrager	--	Zorgverlener /Patiënt	Impact zorgproces, regie
	Lastiger doorverwijzen	--	Zorgverlener /Patiënt	Impact zorgproces, regie en verantwoordelijkheid
	Lastiger ingrijpen bij crisis	--	Zorgverlener /Patiënt	Impact zorgproces, regie en verantwoordelijkheid
	Complexe financiering	--	Zorgorganisatie	Financiering
	Veiligheidsrisico's	--	Zorgorganisatie	Kwaliteit van zorg
	Mogelijke technische storingen	--	Zorgorganisatie	Betrouwbaarheid techniek

Tabel 15 Nadelen en aandachtspunten

Effectiviteit, efficiëntie en empowerment
eHealth is in onderzoek beloftevol gebleken. Het biedt meerdere mogelijkheden voor efficiënter zorgen en patiëntempowerment. Belangrijk is de constatering vanuit onderzoek dat de effectiviteit van eHealth voldoende gewaarborgd lijkt om eHealth in de zorg verder te ontwikkelen.

Doelgroepbereik
De 24-uurs beschikbaarheid en anonimiteit zorgen voor een beter bereik van de zorg en (internationale) kennis, voor patiënt en zorgverlener.

Capaciteit
eHealth draagt bij aan verbeterde beschikbaarheid van zorg. Er is sprake van toegenomen zorgcapaciteit vanwege de inzet van eHealth en herverdeling van de beschikbare zorg over de patiënten en werk- en zorgprocessen.

Decentralisatie
De inzet van technologie draagt bij aan decentralisatie van de zorg. Langer thuis wonen en/of kleinschalige woonzorgvormen zijn mogelijk met digitale zorg in de woonomgeving. De toename van digitale contactmogelijkheden is voor patiënt, familie en zorgverlener positief.

Flexibilisering
eHealth leidt tot flexibilisering van het zorgaanbod, wat de keuzemogelijkheid voor patiënt en zorgverlener vergroot. Belangrijkste resultante van de flexibilisering van de zorg is dat de vraag van de patiënt en het zorgaanbod beter op elkaar aansluiten.

Zorg2.0: de patiënt laat van zich horen
De leidende rol in de zorgverlening verschuift. De patiënt wordt mondiger, is beter geïnformeerd en wil een centrale rol hebben in zijn ziekte of gezondheid. Patiënten profileren zich met hun kennis: 'Patient Opinion Leader' (POL).

Kwaliteit van zorg
Er zijn positieve effecten op de kwaliteit van zorg waarneembaar, maar dit onderwerp verdient vanwege ontbrekende standaarden aandacht in de ontwikkeling en implementatie van eHealth.

Kansen en aandachtspunten zorgorganisatie
eHealth biedt de zorgorganisatie een viertal kansen:
- ✓ Kwaliteitsverhoging van de zorg
- ✓ Betere service/zorgverlening
- ✓ Efficiëntieslag
- ✓ Herinrichting naar duurzaam zorgconcept

De gesignaleerde risico's zijn veelal aandachtspunten die aan de orde komen tijdens het implementatieproces.

4.5 De mening van...

Egbert Reijnen, Voorzitter Raad van Bestuur Dr. Leo Kannerhuis, centrum voor autisme

'Kijkend naar de zorg, naar de GGZ, zie ik dat het tijd is voor een verandering. In een tijd waarin zorg efficiënter en effectiever moet, is het belangrijk dat de cliënt nog meer centraal komt te staan. Waar het kan moet de regie naar de cliënt en/of het cliëntsysteem. Vanuit die optiek gaan we een interessante periode tegemoet, een periode waarin er nieuwe mogelijkheden en kansen voor de cliënt, maar ook voor de zorgorganisatie ontstaan. Een periode waarin de zorg sterk zal veranderen en waarin de mogelijkheden van eHealth een elementaire bijdrage kunnen leveren aan het effectueren van de kansen die er zijn.

Een belangrijke verandering die we in het Dr. Leo Kannerhuis graag omarmen is die waarbij we de persoon met autisme de regie over zijn leven en aandoening teruggeven. In Nederland leven 200.000 mensen met autisme. Een deel van hen is nog onbekend in de zorg en ook niet afhankelijk van de zorg, prima, dat wil ik graag zo houden. Toch wordt duidelijk dat zonder steun een belangrijk deel van deze groep op termijn helaas toch "door het ijs zakt". Vanwege het chronische karakter van autisme ontstaat er voor een deel van deze groep vroeg of laat toch een zorgvraag. Vaak is de reden dat de noodzakelijke support op het juiste moment ontbrak. Het is daarom belangrijk om mensen met autisme, hun gezinnen of hun partners, de mogelijkheid te bieden tot self support, iedere dag weer, hun leven lang. eHealth biedt deze mogelijkheid. ICT-support en autisme zijn een goede match, zo is gebleken uit de pilots die we hebben gedaan. ICT, in de vorm van e-zelfmanagementtools, kan die langdurige support bieden. Door middel van de combinatie van ondersteuning van de zelfredzaamheid, eigen regie en steun op afstand door het sociale systeem biedt eHealth mogelijkheden om zo zelfstandig mogelijk te leven, bijvoorbeeld door gebruik van een Personal Health Record.

Daarnaast biedt eHealth ons als zorgorganisatie ook kansen. Kansen om anders om te gaan met bijvoorbeeld de bestaande lange wachtlijsten,

Invloed op de gezondheidszorg

waardoor zorg onvoldoende tijdig kan worden geboden. De impact van wachtlijsten op gezinnen met een kind of jongere met complexe autismeproblematiek is groot. Die lange wachttijden dragen ertoe bij dat gezinnen overbelast raken, soms in die mate dat dit hun maatschappelijk functioneren, bijvoorbeeld het werken, negatief beïnvloedt. eHealth biedt ons als zorgorganisatie de mogelijkheid om de kwaliteit van onze zorg te behouden, en gelijktijdig de zorgcapaciteit, de productie, te verhogen. Uiteindelijk kan de inzet van eHealth leiden tot belangrijke kostenbesparingen, tot het betaalbaar houden van de zorg zonder afbreuk te doen aan de ernst van de zorgvraag.

eHealth zie ik dan ook als een belangrijke ontwikkeling, een ontwikkeling die de mens met autisme helpt bij het deelnemen aan de maatschappij en een ontwikkeling die ons als zorgorganisatie de mogelijkheden biedt om ook in de toekomst passende zorg te blijven bieden aan cliënten met autisme. Een enorme verandering in ons denken over de zorg, maar vooral een verandering met een grote meerwaarde voor de positie van de zorgvrager en de zorgaanbieder in de toekomst.'

Prof. dr. Melvin Samsom, voorzitter Raad van Bestuur Radboud Universitair Medisch Centrum

eHealth is Empowered Health.
'De zorg is aan het veranderen. Dat moet ook wel want de uitdagingen zijn groot. Naast dubbele vergrijzing en budgetdruk stevenen we af op een arbeidsmarktprobleem. Gelijktijdig krijgen we te maken met een veranderende patiënt, die meer betrokken wil zijn bij zijn eigen zorg. Hierbij zijn onderwerpen als gezamenlijk keuzes maken op basis van begrijpelijke informatie en de rol van internet in het oog springende ontwikkelingen en dat is prima.
We zullen slimme dingen moeten doen om de zorgvraag aan te kunnen. Naast taakverschuiving - van arts naar (gespecialiseerd) verpleegkundige en van verpleegkundige naar patiënt - kan ook eHealth een belangrijke rol spelen. Vanuit de REshape-visie is de ambitie van het Universitair Medisch Centrum St. Radboud ontstaan om, in plaats van het centraal stellen van de

patiënt, de komende jaren de omslag te maken de patiënt, familie en mantelzorg "op te nemen in het (behandel)team". In dat licht bezien kan techniek een belangrijke bepalende factor zijn. Niet zozeer als allerbelangrijkste voorwaarde, maar wel in een aantal gevallen als een voorname tool om wijzigingen binnen de processen mogelijk te maken. Tool in plaats van doel derhalve.

Technologie zal een enorme vlucht gaan nemen in deze tijden van exponentiële groei van de mogelijkheden, welhaast onbeperkt zo lijkt het. Door een koppeling met onder andere de Singularity University in Silicon Valley en het Radboud REshape & Innovation Centre is een wisselwerking ontstaan tussen de zorgpraktijk aan de ene kant en niet zelden verbluffende technologische vooruitgang. De mogelijkheden lijken soms onbeperkt en daar schuilt ook juist een gevaar. Er wacht ons een enorme "push" aan oplossingen waarvan in een aanzienlijk aantal gevallen de vraag (nog) niet eens bestaat. Daargelaten de vraag wat wel of niet nodig is, zal het grip houden op de samenhang tussen al deze ontwikkelingen nog een aardige klus worden.

Met Empowered Health kunnen we mensen langer in hun eigen vertrouwde omgeving laten en minder naar de zorginstelling toe halen, door thuis metingen te doen en te monitoren, om zodoende de druk op simpele zaken als parkeerplekken en wegen te verminderen. Maar belangrijker nog is het de patiënt en zijn of haar familie en de mantelzorg te empoweren om zelf zo veel mogelijk, zo lang mogelijk en zo goed mogelijk aan "de bal" te kunnen blijven.

Belangrijke voorwaarde voor goed functionerende eHealth zijn standaarden. Zowel voor de menselijke kant van eHealth in termen van goede afspraken tussen zorgverleners en instellingen onderling, als voor de elektronische variant ervan. Wat we zien is dat velen naar eigen zeggen "de standaard zetten", naar ons idee zal de markt dat zelf gaan doen. De patiënt, gebruiker en financier maakt zijn eigen keuzes.

Empowered Health is een belangrijke ontwikkeling die onze collega's voor nieuwe kansen stelt, die we samen moeten ontwikkelen, testen en aanleren. Zowel voor de professional als voor de patiënt, de familie en de mantelzorg.'

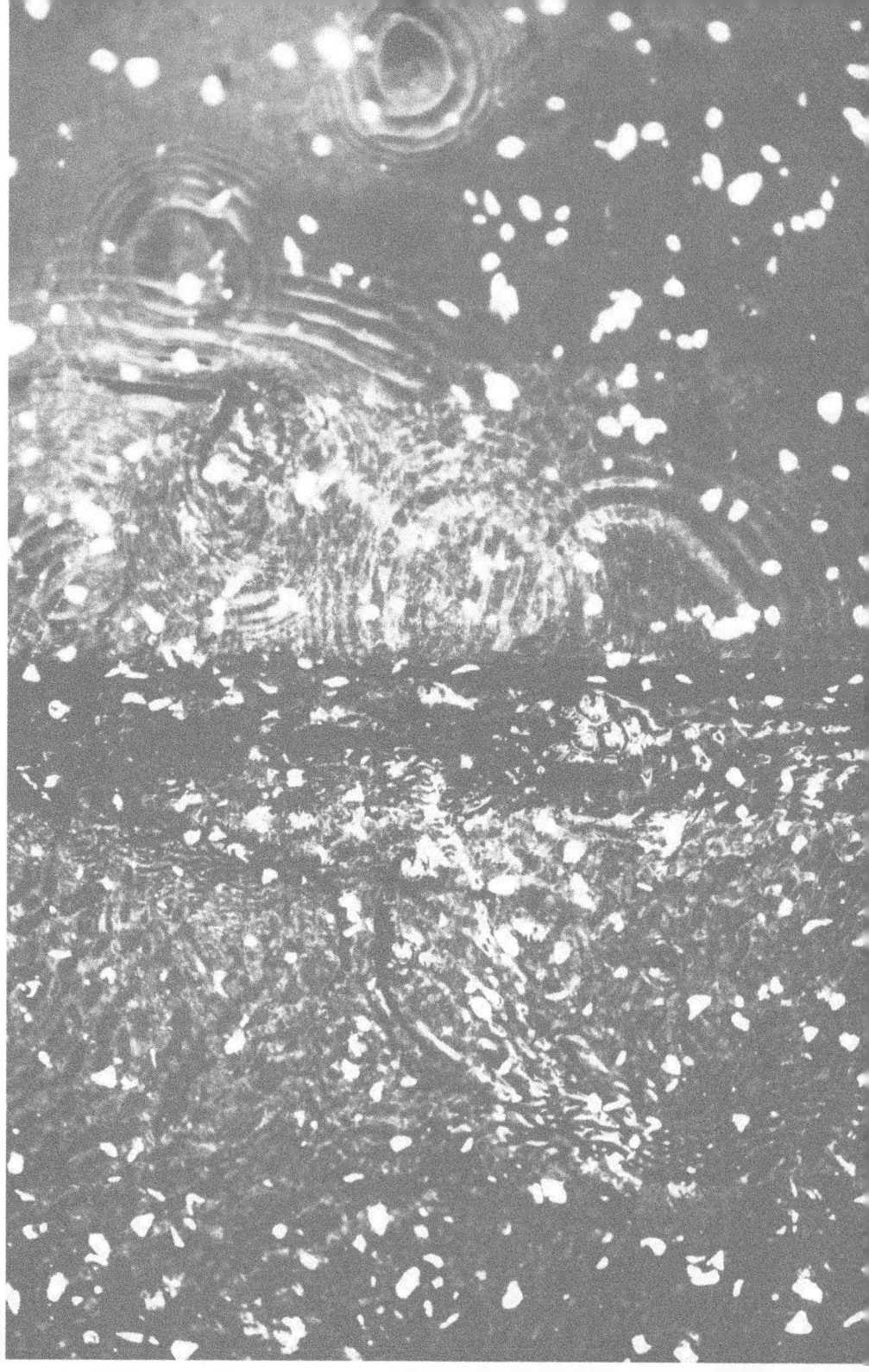

5. Implementatie

De invloed van eHealth op het zorgproces wordt nog te vaak onderschat. Of eHealth wordt als aparte zorgverlening beschouwd en naast reguliere zorgverlening geplaatst of de visie op de inzet van technologie in de zorg krijgt pas laat in het implementatietraject aandacht. Voor een goede implementatie is inbedding van eHealth in de gehele organisatie noodzakelijk. In dit hoofdstuk wordt aandacht besteed aan al deze aspecten.

5.1 Inleiding

Implementatie van eHealth in de zorgorganisatie is te beschouwen als een organisatieverandering, met een organisatiebrede impact. Deze impact reikt verder dan alleen het primaire proces. Het raakt de ICT-infrastructuur, maar ook de financiële kant van de organisatie, denk aan de budgetverdeling intern of de impact op de zorgverrichtingen en de vergoeding ervan.

Dat wil niet zeggen dat starten met eHealth betekent dat de hele organisatie 'meteen op zijn kop staat'. Het is altijd mogelijk en misschien zelfs wenselijk met één eHealth-interventie of een forum voor een specifieke patiëntgroep te beginnen. Het UMC St. Radboud startte met kleine projecten, onder andere AYA4. Door deze constructie kon het UMC snel resultaat boeken. De goede ervaring

> AYA4 (All the information You Asked For), een online forum voor jongvolwassenen met kanker biedt hen de mogelijkheid met andere ervaringsdeskundigen in contact te komen. Ze kunnen elkaar spreken over zaken waar zij tegenaan lopen. Zaken zoals: hoe om te gaan met het feit dat je nu nooit meer een hypotheek kunt krijgen. Of hoe, als 22-jarige, om te gaan met de wetenschap dat je vanwege de bestraling onvruchtbaar bent. Vertel je het een nieuwe relatie en wanneer? Het forum verbindt de deelnemers, waarna de reguliere social media gebruikt worden voor het contact.

met de eHealth-pilot legt een basis voor implementatie van toekomstige eHealth-interventies.
Wil een organisatie eHealth verdergaand implementeren dan is het wijs dit te benaderen vanuit breder perspectief en daarbij alle aspecten van de organisatie te betrekken. eHealth heeft impact op het primaire proces én op de overige organisatieonderdelen. Hierna worden de diverse elementen kort aangestipt. Dit is geen volledige opsomming, maar vooral bedoeld om een indruk te geven van de impact van eHealth-implementatie.

5.2 Zorgvisie & processen

eHealth-implementatie vraagt op enig moment bezinning op de visie, de strategie en organisatiedoelen. Wanneer deze stap gemaakt moet worden hangt af van de inrichting van het eHealth-traject. In de fase van verkennend exploreren met losse pilots kan veelal volstaan worden met het bepalen van de focus en doelen van de pilot. Wanneer het besluit genomen is om eHealth verdergaand te implementeren is het wijs stil te staan bij de invloed op de organisatiekoers. Volstaat de visie nog? Past deze bij de nieuw beoogde koers? Wat heeft eenieder precies voor ogen, wat is het beeld van het einddoel? Relevante vragen die gesteld dienen te worden. Beantwoording van deze vragen leidt tot een gezamenlijk en gedeeld beeld van de nieuwe visie en koers en de strategie die gehanteerd wordt om dit vorm te geven. Hieruit kunnen vervolgens de organisatiedoelen voor de korte en (middel)lange termijn afgeleid worden.
Een voorbeeld van strategische inzet van eHealth is het besluit van een organisatie om het aantal bedden te reduceren. Dit sluit aan bij de roep om ambulantisering in bijvoorbeeld de GGZ. Een ander voorbeeld is de efficiëntieslag waar eHealth kansen voor creëert. Deze laatste twee kunnen gecombineerd leiden tot een nieuwe strategische koers, met doelen als:
- ✓ X procent bedden vervangen door de combinatie ambulante behandeling en eHealth.
- ✓ X procent van de behandeling vindt plaats via eHealth.
- ✓ De behandelduur wordt in 2 jaar tijd met X procent ingekort.

Een voorbeeld van een visieaanpassing is wanneer de organisatie, voor haar doelgroep, met de inzet van eHealth meer kansen voor preventie ziet. De organisatie kan ervoor kiezen dit een expliciter rol in haar aanbod en de externe profilering te geven en dit te verwerken in haar organisatievisie.

Het is het goed om op een gegeven moment te bezien of de ingezette koers past bij de visie en strategie van de organisatie. Eventueel dienen de visie en strategie bijgesteld te worden zodat de focus van de organisatie helder blijft. Vervolgens komt de vraag aan de orde wat de impact van eHealth op de inrichting van het zorgproces is. Startpunt hierbij is de visie op zorg. Daaropvolgend komt de inrichting van het zorgproces en de werkprocessen aan de orde.

Visie op zorg

Integratie van een nieuw zorgonderdeel, wat eHealth in feite is, vraagt herziening van de visie op zorg. De visie is de stuwende kracht voor de implementatie. Dit leidt tot de vraag welke rol eHealth in de zorgverlening krijgt. Welke zorg of zorgvraag komt in aanmerking voor eHealth? Welke doelgroepen wil men via eHealth bereiken en welke juist niet? Wordt de eHealth-interventie beschouwd als een complementaire dienst of als substitutie voor bepaalde fysieke zorgtaken of een combinatie van beide? En wat zijn de consequenties van de keuzes voor de zorgverlening en de patiënt?

Een organisatie die besluit te gaan werken met videocommunicatie zal eerst de vraag dienen te stellen bij welke patiëntengroep zij dit kunnen inzetten.

> Wat zijn de vereisten voor deze patiëntgroep: welke leeftijd, hoe digitaalvaardig moeten ze zijn?

> Is er sprake van een moeilijk bereikbare groep vanwege de 'digitale kloof'?

Daarbij is het organisatiebelang ook een bespreekpunt. Wat wordt er nagestreefd? Is capaciteitsvergroting of betere bereikbaarheid het doel?

> Waar kunnen wij als organisatie vooral baat bij hebben? Welke 'winst' beogen wij?

> Bij zorgcontacten met veel reistijd is winst te halen en kunnen we toch deze grote regio bedienen.

> Ik denk aan patiëntgroepen of soorten zorgcontacten waar we efficiencywinst kunnen halen als er gewerkt wordt met videocommunicatie.

Vervolgens komt de vraag aan de orde op welke wijze ze dit willen integreren in de zorgverlening.

> Willen we de zorgcontacten volledig of deels door videocontact vervangen?

> Bedoel je of we vooral substitutie van een deel van de zorgcontacten willen of meer aanvullend?

Als ze daar een gedeeld beeld van hebben volgt de verkenning van de verdere impact.

> Wat denken we dat de impact is op het huidige zorgproces?

> Door gebruik van videocommunicatie kan het aantal huisbezoeken verminderen en de invulling veranderen.

> Kan de patiënt met videocommunicatie zelf meer een rol spelen in zijn behandeling?

Werken met eHealth vraagt nadenken over de visie op zorgverlening, de rol van de techniek hierin en de impact daarvan op de patiënt en de werkwijze van de zorgverlener. Er kan voor gekozen worden dit in de praktijk te ondervinden. Effectiever is vaak om uitgangspunten te formuleren en deze in de praktijk te toetsen. De gemaakte keuzes worden vervolgens vertaald naar het zorgproces.

Inrichting zorgproces

In het algemeen kan gezegd worden dat integratie van de eHealth in de reguliere zorgverlening, in alle fasen van de behandeling, aandacht vraagt. Een eHealth-interventie heeft niet alleen impact op de fase van uitvoering van de behandeling. Een online behandelmodule heeft bijvoorbeeld consequenties voor het intakebeleid en de indicatiestelling. Een ander voorbeeld betreft het zorgplan of behandelplan. In de praktijk is zichtbaar dat de ingezette technologie nog niet altijd hierin opgenomen is, terwijl het wel onderdeel is van de geboden zorg. Goede implementatie van eHealth vraagt om dit niet langer als een op zichzelf staande dienst te zien, maar te beschouwen als integraal onderdeel van het zorgaanbod en het behandelproces.

> Online informatie kan een plek krijgen in de consulten van de arts, vooraf of achteraf. Dit kan de inhoud van het spreekuur ten goede komen: informatieoverdracht over de ziekte verbetert.
>
> De mogelijkheid om online afspraken te maken of om een deel van de anamnese alvast online thuis te doen dient onderdeel te zijn van het zorgproces.
>
> Bij hartfalen dient de online monitoring onderdeel te zijn van het gehele revalidatieprogramma.
>
> De mogelijkheid van online e-consulten biedt een goede mogelijkheid om passende nazorg te bieden. Door in de nafase via zorg-op-afstand laagintensief contact te hebben, ontstaat er voldoende ruimte voor nazorg en monitoring, maar dit vraagt ook zorgopvolging.

Werkprocessen

De volgende stap is de werkprocessen af te stemmen op de aanwezige en gebruikte technologie. De zorgverlener moet weten wat inzet van technologie betekent voor zijn werkprocessen.

Starten met eHealth betekent stilstaan bij de huidige protocollen en processen. Dit beperkt zich niet tot de zorg- en werkprocessen in de instelling. Wanneer er meerdere zorgverleners betrokken zijn bij een patiënt, is onderlinge afstemming altijd een aandachtspunt. Dus ook wanneer er zowel eHealth als reguliere zorgverleners betrokken zijn.

> De praktijk leert dat men procedures voor eHealth en reguliere zorg (face-to-face) soms apart vastlegt, maar ook dat dit naar elkaar 'toegroeit' waardoor een geïntegreerde procedure en werkwijze ontstaat.

Daarvoor is zorgvuldige dossiervorming en omgang met informatie nodig. Ook is het raadzaam onderling te bepalen wat er gerapporteerd en uitgewisseld wordt en met wie. Idealiter wordt bij gebruik van eHealth aandacht besteed aan de afspraken hierover in de gehele zorgketen. Dit draagt bij aan goede communicatie tussen alle betrokken zorgpartijen over zaken als zorgopvolging, afbakening van taken en verantwoordelijkheden en de wijze van doorverwijzing van zorgvragen. Protocollen, een proceduremap, beslisbomen en checklists kunnen ondersteunende instrumenten zijn voor de afstemming.

> Wanneer zowel offline contacten als online chatafspraken gepland kunnen worden is duidelijk dat (agenda)afstemming noodzakelijk is.
>
> In het geval van zelfmonitoring door de patiënt (onder andere al in gebruik bij diabetes, COPD, reuma) zal deze informatie een plaats moeten krijgen in het werkproces van rapporteren.

Implementatie

Wanneer organisaties gaan werken met zorg-op-afstand, moet de organisatie ingericht zijn op de 24-uurs bereikbaarheid die gevraagd wordt, maar eveneens in staat zijn om de zorgopvolging te bieden. De inrichting van een zorgcentrale, maar ook de wijze waarop de zorgopvolging wordt uitgevoerd zijn nieuw in dit werkproces.

E-consultatie vraagt afstemming over de visie in de gehele keten, met afspraken over regie in het behandeltraject en kwaliteitsbewaking.

Meldingen van gebrekkige zorgopvolging na online melding dienen te worden opgenomen in de procedure voor melding van incidenten en onderdeel uit te maken van de managementrapportage hierover.

5.3 Kwaliteit van zorg

Al eerder is benoemd welke positieve effecten eHealth kan hebben op de kwaliteit van de zorg. De voordelen zijn vooral voordelen als dit niet ten koste gaat van de kwaliteit. In paragraaf 4.3, Kwaliteit van zorg is verwoord dat dit aandacht vraagt, onder andere vanwege de ontbrekende standaardisering en kwaliteitsrichtlijnen. Het opnemen van eHealth in de zorgprocessen en daarbij aandacht besteden aan de visie op zorg, de zorgprocessen, de werkprocessen en protocollen draagt bij aan behoud van de kwaliteit van de zorg.

Zorgplan

Een andere slag in het behoud van de kwaliteit van zorg is het opnemen van de eHealth-interventie in het zorgplan. Hoe logisch dit ook klinkt, de praktijk wijst (tot nog toe) vaak anders uit. De reden en keuze om eHealth-interventies te betrekken in de zorg moet beschreven zijn in het zorgplan en in overleg met de patiënt vorm krijgen. Dat geldt voor eHealth-interventies die in combinatie met face-to-face zorg geboden worden, maar ook in geval van substitutie. Eigenlijk een logisch gegeven, omdat de zorginstelling de zorgaanpak dient te verwoorden in een zorg- en/of behandelplan waar de patiënt zijn akkoord aan dient te geven. Dit is de basis voor de geboden zorg.

Privacy en veiligheid

Bij informatieoverdracht, digitaal en eventueel mobiel, speelt het privacyvraagstuk een rol. Om een centrale alarmpost in te richten of eHealth thuis te gebruiken, is informatieoverdracht noodzakelijk. Hierbij dient rekening gehouden te worden met de privacywetgeving en normen ten aanzien van beveiliging en omgang met patiëntinformatie.

Binnen de organisatie moeten afspraken gemaakt worden over informatietoegang: welke functionaris heeft wanneer toegang tot welke informatie? Het waarborgen van de privacy bij inzet van technologie is een voorwaarde en geschiedt door goede afspraken te maken over informatieoverdracht, gebruik en beveiliging. De omgang met privacygevoelig materiaal, als dit online beschikbaar is, vraagt een gedegen inlogproces met een authentificatiesysteem met hoge veiligheid.

Bij het gebruik van toezichthoudende of beeldcommunicatietechnologie is het nodig de juiste randvoorwaarden te creëren zodat de inzet ervan niet tot onnodige inbreuk op de privacy leidt. Denk aan ongewenst meekijken of meeluisteren door anderen of doordat een camera op ongewenste momenten aangaat.

Techniek en (on)betrouwbaarheid

Techniek kan uitvallen, de zorg moet echter betrouwbaar zijn. Het is belangrijk om het risico van uitval op te nemen in werkprocessen, zodat (technische) back-up en continuïteit van zorg wordt georganiseerd. Daarbij is het zaak dat de maatregelen en de risico's met elkaar in evenwicht zijn. Een techniek die is ingezet om iemand met een levensbedreigende ziekte continu te monitoren vraagt om een andere back-up dan een online zelftest.

eHealth en de behandelverantwoordelijkheid

Omdat eHealth ook zorg is, moet de behandelverantwoordelijkheid ook hier gelden. Zeker bij online anonieme hulpvormen wanneer de identiteit van de patiënt onbekend is, of wanneer de eHealth interventie nog nieuw of expertimenteel is, is het noodzakelijk aandacht te besteden aan de behandelverantwoordelijkheid van de instelling. Het ligt voor de hand om een verbinding te maken met de bestaande protocollen en het beleid rondom behandelverantwoordelijkheid. Daar waar nodig kan een (tijdelijke) aanvullende disclaimer opgesteld worden. Door naar de patiënt transparant te zijn ten aanzien van de mogelijkheden en beperkingen van eHealth-interventies verminderen de risico's op dit vlak voor de zorgorganisatie en de zorgverlener.

Deskundig personeel

Een ander punt van belang is dat de kwaliteit van zorg mede bepaald wordt door de deskundigheid van de zorgverlener. De invloed van eHealth hierop staat beschreven in de volgende paragraaf.

5.4 HRM

Op het vlak van personeelsbeleid spelen meerdere zaken. Zichtbaar wordt dat taken en functies van de zorgverlener door het gebruik van eHealth veranderen. Tegelijkertijd faciliteert eHealth het proces van taakherschikking dat gaande is in de zorg. Dit vraagt nadenken over taakinvulling, benodigde deskundigheid en hoe deze te bevorderen.

Functieherziening en invulling

Gebruik van eHealth-toepassingen brengt een verschuiving in taken en benodigde competenties teweeg. Op basis van de herziene processen en de wijze waarop eHealth daarin geïntegreerd is, kan de taakomschrijving voor de verschillende functionarissen herzien worden. De taakinvulling wordt daarbij mede bepaald door het soort technologie dat ingezet wordt.

De vraag die gesteld dient te worden is welke competenties horen bij de nieuwe taakinvulling die ontstaat door gebruik van eHealth. De professionele deskundigheid moet bij taakverschuivingen gegarandeerd worden, omdat de kennis en ervaring van de zorgverlener mede bepalend zijn voor de kwaliteit en veiligheid van de zorg. De taakverandering betreft niet alleen de zorgmedewerkers, maar ook de automatiseringsmedewerker.

Deze moet voldoende weten van het primaire proces en de rol die eHealth daarin speelt om het beheer en continuiteit van de technologie te kunnen garanderen.

> Bij zorgcentralisten is duidelijk dat de sleutelpositie die zij hebben andere competenties vraagt. Een zorgcentralist of thuisverzorgende zal meer zorginhoudelijke kennis van andere zorggebieden, bijvoorbeeld kennis van psychiatrie of andere ziektebeelden, nodig hebben omdat hij/zij het eerste aanspreekpunt is.
>
> De rol van de zorgverlener verandert, van zorguitvoerder naar zorgbegeleider, adviseur of coördinator.
>
> Er kan een combinatie van verpleegkundige, sociale en technische taken ontstaan of zelfs een functie van infomediair; een verpleegkundige die de patiënt coacht bij gebruik van eHealth.

Competentie en deskundigheidsbevordering

Het merendeel van de huidige zorgverleners is geschoold in een periode dat eHealth nog nauwelijks bestond. In de opleidingscurricula is eHealth maar zelden opgenomen. De eerste gastcolleges eHealth krijgen nu voorzichting een plek in de opleidingsinhoud voor hbo- of wo-geschoolde zorgverleners. Dit betekent in de praktijk dat de kennis en vaardigheden van de huidige zorgverlener veelal niet aansluiten bij het werken met eHealth.
De inzet van technologie vraagt kennis ervan. De zorgverlener moet weten wat de impact op het werkproces is, maar heeft ook gewoonweg instructie en training in het gebruik van de techniek en toepassing hiervan in de praktijk nodig. Zelfs als de gebruikte technologie gemakkelijk bruikbaar lijkt. Wanneer van de zorgverlener gevraagd wordt te werken met een combinatie van technologieën, bijvoorbeeld bij telecare, kan dit lastig zijn voor de zorgverlener en meer leertijd vragen. Gebrekkige kennis van de ingezette eHealth-interventie en de werking ervan kan leiden tot een groter risico op fouten.

Een belangrijk punt is dat het merendeel van de werkers in de gezondheidszorg weinig of geen affiniteit met technologie heeft. De leeftijdsgeneratie is hierin medebepalend, jongere medewerkers adopteren technologie in de zorg gemakkelijker vanwege integratie van internet en technologie in hun leven. Zorgmedewerkers die langer werken, hebben sowieso vaak meer moeite om lang gebruikte werkwijzen te veranderen.

Naast aandacht voor het kunnen werken met de ingezette techniek is aandacht voor de mentaliteit nodig. Het willen werken met de techniek dient eveneens onderwerp van gesprek zijn. Werken met eHealth als zorgverlener vraagt een mentaliteitsverandering, om eHealth als waardevolle en eveneens persoonlijke zorg te beschouwen.

Men is het eens dat inzet van eHealth meer training en opleiding van professionals vraagt (Boshuizen, 2008; Geertsema, 2008; Inspectie voor de Gezondheidszorg, 2009; en anderen). In de basisopleidingen en de bij- en nascholingen van verzorgenden en verpleegkundigen is gebruik van technologie nog niet altijd opgenomen in de curricula terwijl dit wel noodzakelijk is om de zorgkwaliteit van zorgtechnologie te borgen. Ook in de opleidingen voor psychologen wordt geen tot weinig aandacht besteed aan inzet van internetbehandeling, een enkele uitzondering daargelaten. Dit verandert wel voorzichtig.

Een uitzondering is de gehandicaptensector, waar men al ruime ervaring heeft met technologie in de zorgverlening. Binnen de gehandicaptenzorg is zorg-op-afstand via uitluisteren sinds 20 jaar de dagelijkse praktijk. Zij beschouwen dit niet als iets nieuws. Men heeft daardoor een goed beeld ontwikkeld van de benodigde competenties. Men noemt onder andere ruime werkervaring in de reguliere zorg, maar ook specifieke competenties zoals het kunnen interpreteren van signalen van een patiënt op afstand of via beeld en een besluit nemen over de opvolging van het signaal (Flim, 2009).

Zolang eHealth onvoldoende geïntegreerd is in het initiële onderwijs is training-on-the-job belangrijk. Dit vraagt meer aandacht dan verondersteld, want in praktijksituaties is gebleken dat de instructie te vaak onvoldoende is voor de zorgverlener om goed met de techniek als onderdeel van het zorgproces te kunnen werken (Peeters et al., 2008, Van der Velde et al., 2008, Peeters en Francke, 2009). Ook is er niet altijd voldoende gelegenheid om kennis en vaardigheden te ontwikkelen (Van der Velde et al., 2008, Flim, 2009). Startend werken met eHealth vraagt van een organisatie dat zij voldoende tijd en ruimte maakt voor de zorgverlener om zich deze nieuwe vaardigheden eigen te maken. Daarbij is de vraag of de organisatie ervoor kiest om de medewerkers zelf te scholen door bijvoorbeeld train-de-trainer-opleidingen te ontwikkelen en te bieden of liever kennis inkoopt.

Gedragscode

eHealth en omgang ermee vraagt gepast handelen. Regulier is in de organisatie vaak een gedragscode of andersoortig document aanwezig waarin de omgangsnormen die gehanteerd worden beschreven staan. Vaak is er ook een internet- en e-mailprotocol. eHealth dient opgenomen te worden in de gedragscode. De vraag is of het nodig is de gehele code te herzien of dat een 'simpele' toevoeging van het regeltje 'de code geldt voor online en offline communicatie' volstaat.

> Voor online & offline gedrag geldt dezelfde gedragscode. Als het niet toegestaan is om buiten werktijd contact met cliënten te hebben, moet een Hyves-uitnodiging van een patiënt, met toelichting eveneens geweigerd worden.

Inrichting/disciplineverdeling

Naast taakherziening en deskundigheid is nog een ander punt van belang voor het HRM-beleid, namelijk de verandering in de formatieverdeling. Omdat een deel van de zorgtaken vervangen wordt door eHealth-interventies en er een groter appel gedaan wordt op afdelingen die voorheen minder bij de zorgverlening betrokken waren, zoals de afdeling automatisering en beheer, vraagt dit om beleid op de inzet en formatieverdeling van benodigde functionarissen. Op HRM-vlak zal de organisatie moeten nadenken over deze vraagstukken om ervoor te zorgen dat dit in de pas loopt met de implementatie van eHealth in de organisatie.

5.5 Bedrijfsvoering

Het organisatieonderdeel bedrijfsvoering ervaart eveneens de impact van eHealth, namelijk de al eerder genoemde rol van automatisering en de invloed op de afdeling financiën en de communicatie.

Automatisering/ICT

Technologie en zorg worden door de ontwikkeling van eHealth bijeengebracht. Het een twee-eenheid noemen gaat net te ver, maar het zijn organisatieonderdelen die voorheen afzonderlijk opereerden en nu niet meer los van elkaar te benaderen of organiseren zijn. Dit vraagt van de zorgorganisatie die werkt met eHealth een perspectiefverandering, zodat een verbinding ontstaat tussen zorg en ICT, op het vlak van beheer, in het primaire proces en in de deskundigheid van de medewerkers. De zorgmedewerker moet kennis en affiniteit met techniek hebben en de medewerker ICT-beheer moet voldoende kennis hebben van het zorgproces en de wijze waarop ICT daar onderdeel van is.

eHealth zal als zorgICT-dienst een appel op de afdeling automatisering/systeembeheer doen. Dit roept vragen op: of deze afdeling de hosting, onderhoud, beheer van de eHealth-interventies in eigen beheer uitvoert of outsourcet? Maar ook of de afdeling en haar medewerkers daarvoor voldoende zijn toegerust, zowel in formatie als in deskundigheid?

De zorg voor de betrouwbaarheid van de techniek, hosting, service en helpdeskfunctie zal belegd moeten worden.

Er dient aandacht te zijn voor eventuele technische storingen (beheersaspect), de impact ervan en de wijze waarop dit opgevangen kan worden. Dit vraagt van de ICT-medewerker dat deze niet alleen de technische risico's onderzoekt, maar tevens in samenwerking met de zorgprofessional ook aandacht besteedt aan de mogelijke zorgrisico's. Deze constatering dwingt tot het goed organiseren van het zorgproces met technologie en het organiseren van een breder verantwoordelijkheidsbesef bij beide betrokken functionarissen.

eHealth in de praktijk

De ICT-infrastructuur en -voorzieningen in een organisatie moeten aangepast worden op de gekozen eHealth-voorziening. Een organisatie die verwacht dat de hulpverleners online contact hebben met de patiënten, moet zorgen voor computers met internetverbinding. Werken met videocommunicatie vraagt computers met geluids- en videokaarten, niet de standaarduitrusting voor bureaucomputers in de gezondheidszorg.

Begroting en budgetten

Werken met eHealth leidt tot andersoortige zorgverrichtingen. Sommige worden al wel vergoed, een deel (nog) niet. De vraag is dan: hoe eHealth te financieren en wat betekent de inzet van eHealth voor de beschikbare budgetten? eHealth past niet altijd in de traditionele vergoedingensystematiek. Ook is de zorgfrequentie en het tijdstip van de zorgverlening minder traditioneel en vindt vaker plaats buiten kantoortijden. Financiering van interventies die in een grotere regio gebruikt worden is soms nog een vraagstuk, omdat afspraken over vergoedingen vaak op regionaal niveau gemaakt worden.

De vraag is wederom hoe dit in het financiële plaatje past. Tot nog toe was vergoeding mogelijk in het kader van innovatie. Per januari 2012 valt vergoeding van AWBZ screen-to-screenzorg onder de beleidsregels extramurale zorg AWBZ. Dit is een positieve ontwikkeling. Het aantal uren dat vergoed wordt is nog beperkt en zorg dient met persoonlijke zorgverlening gecombineerd te worden. Juist omdat de vergoedingen voor eHealth-interventies nog zo beperkt ingebed zijn in de reguliere financiering dient dit onderwerp van gesprek te zijn.

Bij investeringen in de ICT-voorzieningen en formatie, zal dit elders uit het budget moeten komen, via herschikking van budgetten. Dit is meer voor de hand liggend wanneer er sprake is van substitutie, omdat dan duidelijk is welke zorgverrichting of personele handeling vervangen wordt.

Communicatie

Omdat eHealth meer is dan alleen een zorginterventie, raakt dit ook de afdeling communicatie. Het hebben van een website met bedrijfsinformatie lijkt in deze tijd niet meer te volstaan. De patiënt is online en verwacht de zorgverlener of zorgorganisatie online te treffen. De patiënt verwacht dat de zorgorganisatie kennis deelt online. De patiënt wil graag online contact hebben met de zorgverlener. Uit een ledenraadpleging van de NPCF (2010) bleek dat rond de 60 procent van de ruim 3000 respondenten graag online contact wil met de hulpverlener en online afspraken wil maken.

De vraag om online aanwezigheid raakt het communicatiebeleid van een organisatie: zowel op bedrijfsniveau als op het niveau van het contact tussen zorgverlener en patiënt.

Implementatie van eHealth heeft impact op de gehele organisatie. Het is te beschouwen als een organisatieverandering. eHealth moet geïntegreerd worden in de zorgverlening en het primaire zorgproces, van een organisatie of zelfs in de hele keten. Het vraagt bezinning op de visie en strategie. De inhoud van de zorg verandert en werkprocessen, protocollen en procedures moeten afgestemd worden op de gebruikte technologie. Afspraken over taken, verantwoordelijkheden, afstemming en communicatie en rapportage dienen herzien te worden.

Inbedding van eHealth in de visie op zorg en de protocollen en procedures draagt bij aan behoud van kwaliteit van zorg. Daarnaast kan door aandacht te besteden aan onderstaande items de kwaliteit van zorg bewaakt worden:
- ✓ beschrijving in zorgplan
- ✓ aandacht voor behandelverantwoordelijkheid
- ✓ informatie beheer: veilige opslag online data
- ✓ veilige omgang met informatie en toegang
- ✓ back-up techniek uitval opnemen in de werkprocessen.

De afdeling HRM dient zich te buigen over de veranderende functie-inhoud, taakinvulling en de formatieverdeling. Andere competenties, maar ook meer kennis van techniek, andere ziektebeelden, een andere attitude in de zorgverlening en communicatie zijn nodig. De vraag is hoe men zorgt voor de juiste expertise in de gehele organisatie. Hierbij dient aandacht te zijn voor de ethische vragen en verbinding met de gedragscode.

De afdeling bedrijfsvoering ervaart eveneens de impact. Er worden andere kennis en inzet van de afdeling systeembeheer en aanpassingen in de ICT-infrastructuur en -voorzieningen gevraagd. De financiële afdeling moet zich buigen over de bekostiging, omdat eHealth nog maar ten dele wordt vergoed. De communicatieafdeling ondervindt eveneens de invloed op bedrijfs- en cliëntniveau.

5.6 De mening van...

Jan Jonker, directeur Health Valley

'eHealth is een onderwerp waar de komende tijd heel veel innovaties uit gaan ontstaan, dat wordt in dit boek op overtuigende wijze duidelijk gemaakt. En die innovaties zullen een grote impact hebben op de gezondheidszorg. Toch is het technologisch eigenlijk allemaal niet zo nieuw. Sterker nog, veel innovaties binnen eHealth ontstaan uit "proven technology", die al toegepast wordt in andere sectoren.
Ondanks de technologie zit eHealth nog in een vroege fase van de innovatiecyclus. Veel toepassingen worden ontwikkeld, veel spelers zijn actief, maar welke toepassingen uiteindelijk een stevige en duurzame positie in de gezondheidsmarkt zullen veroveren, is nu nog niet te zeggen. Business-modellen zijn nog niet uitgekristalliseerd, business cases zijn niet gemakkelijk rond te krijgen. Zelfs spelers als Google en Microsoft hebben nog geen "killer applications" op het gebied van eHealth.
eHealth-innovatie is in ieder geval geen standaard lineair proces, waarin fases van klinische trials, certificering, registratie enz. elkaar opvolgen. De innovatie zit vooral in hoe de producten geaccepteerd, gevalideerd en bekostigd én als onderdeel van het zorgproces ingebed te krijgen in de zorgsector. Dit boek laat duidelijk zien welke ongekende mogelijkheden en verbeteringen in de zorg we kunnen realiseren door inzet van eHealth. De kunst is om deze mogelijkheden zo goed mogelijk te benutten en implementeren.
Concepten als evidence-based eHealth kunnen mogelijk een bijdrage leveren aan versnelling van marktintroductie en vergoeding in het gezondheidstelsel. Dat kan alleen door intensieve samenwerking en co-innovatie tussen de betrokken spelers, tussen zorgverleners, bedrijven, patiënten en verzekeraars. En door aan te tonen welke (gezondheids)winst eHealth-innovaties opleveren. Dan kan de potentie van eHealth voor de gezondheidszorg werkelijkheid worden.'

6. Invloed op de zorgverlener

De impact van eHealth op de professional of zorgverlener betreft zijn taken, zijn werkprocessen, zijn manier van zorgverlenen. In dit hoofdstuk wordt een beeld geschetst van de invloed die eHealth heeft op het dagelijkse werk van de zorgverlener en er wordt stilgestaan bij de vraag wat eHealth en patiëntempowerment voor de zorgverlener betekenen.

6.1 Taakinhoud

Taakherschikking

De onderlinge verhoudingen tussen zorgverleners en patiënt maar ook tussen zorgverleners onderling veranderen door eHealth. Het is duidelijk dat er een taakherschikking in de gezondheidszorg plaatsvindt. Deze ontwikkeling is een op zichzelf staande beweging, die voortkomt uit het capaciteitsprobleem en vraag om empowerment in de zorg. eHealth heeft hierin een faciliterende rol. Voorbeelden van taakherschikking zijn de specialistisch verpleegkundige die handelingen van de arts kan overnemen ('nurse empowerment') of patiënten die zorgtaken van de verpleegkundigen overnemen. Bij beide voorbeelden kan eHealth een rol spelen: teleconsultatie of online beschikbare data zorgen voor de juiste randvoorwaarden voor de

In de Volkskrant van 12 feb. 2011 staat de aankondiging van een kabinetsbesluit over 'superzusters': verpleegkundig specialisten en de 'physician assistant', die voortaan enkele routinematige taken van de arts meer zelfstandig mag verrichten. Denk aan het voorschrijven van receptgeneesmiddelen, injecties geven en het verrichten van endoscopieën. De gedachte erachter is dat op deze wijze de verschillende beroepstaken gemakkelijker verdeeld kunnen worden, de zorg doelmatiger wordt en het dreigende personeelstekort het hoofd geboden wordt.

herverdeling van taken. Voor de meeste zorgverleners betekent de taakherschikking dat zij een deel van hun taken afstaan, zich meer focussen op hun kerntaak en meer of anders samenwerken met andere disciplines. Dit biedt kansen voor taakuitbreiding voor een deel van de zorgverleners. Het voorbeeld van de verpleegkundig specialist maakt dit duidelijk.

Taakverdieping

Een andere taakverandering ontstaat doordat eHealth kansen biedt voor verdieping van de zorgverlening. Bijvoorbeeld wanneer de patiënt thuis de dagelijkse monitoring van zijn gezondheid en meting van de fysieke waarden doet. De meet- en registratietaak vervalt in dat geval bij de zorgverlener. Deze kan zich in de beschikbare zorguren op andere zorgtaken richten, die meer passen bij zijn deskundigheid. De inzet van eHealth waarbij de patiënt actief is, laat kansen voor verlichting van de administratieve taak van de zorgverlener zien. De patiënt doet zelf een deel van de monitoring en/of rapportage over ziekte en gezondheid wat onderdeel wordt van de dossierrapportage. De gegeven online adviezen worden vervolgens in het patiëntendossier geïmporteerd.

> Patiënten met diabetes kunnen op www.mijndiabetes.nl, een gratis en beveiligd portaal, hun ziekte monitoren. Ze voeren informatie in over medicijn- en insulinegebruik, maar ook informatie over hun netwerk. Zo ontstaat een interactief dossier, waarin de arts behandelinformatie plaatst en de patiënt ervaringsinformatie (NPCF, 2010).

> De Reumamonitor ondersteunt reumapatiënten. Patiënten geven zelf aan welke gewrichten pijnlijk zijn, voegen informatie toe over hun dagelijks functioneren of de bloedwaarden. Zo ontstaat een online reuma dagboek met basisinformatie voor een consult. (www.reumamonitor.nl)

Beroepsbeeld

Taakherschikking en taakverdieping maken duidelijk dat het taak- en functieprofiel van de zorgverlener verandert. Het is van belang om in dit kader ook het veranderende beroepsbeeld te noemen. Werken met eHealth zorgt ervoor dat techniek geïntegreerd wordt in het dagelijks werk. Werken met de computer wordt onderdeel van de zorgverlening. Zorgverlenen is niet langer alleen werken met mensen, maar ook werken met mensen via techniek. Het heersende idee onder zorgverleners dat patiëntcontact alleen persoonlijk is als je elkaar werkelijk treft, is in deze situatie niet passend. Dit is, naast werken met techniek, een tweede verandering in het beroepsbeeld. Digitale aanwezigheid en eHealth-interventies zijn niet langer een gadget erbij, maar zijn voor de patiënt een relevant onderdeel van zijn zorgproces.

Een derde factor die meespeelt in het veranderende beroepsbeeld is de rol van de actieve en mondige patiënt. De patiënt wil meer de regie, wil meepraten en meebesluiten in de zorg. Een deel van de patiënten wil zelf een aantal zorgtaken op zich nemen, deze in eigen beheer uitvoeren, omdat dit hem meer vrijheid geeft en dit beter past bij zijn zorgbehoefte. De relatie tussen patiënt en zorgverlener wordt daarmee een gelijkwaardige relatie, waarin samenwerking en samenspraak centraal staan.

Deze drie elementen vragen een mentaliteitsverandering van de zorgverlener. Er is een verschuiving gaande van de zorgverlener als zorgexpert naar een zorgverlener die met respect en oog voor de kwaliteit en vraag van de patiënt in samenwerking het zorgproces invulling geeft. Het nu gangbare beroepsbeeld vraagt aanpassing voor alle zorgdisciplines.

6.2 Procesherinrichting

Meer gestructureerde zorg

Een ander gevolg is dat het gebruik van eHealth leidt tot een meer gestructureerde werkwijze. Door tijdens de implementatie van de eHealth-applicatie aandacht te besteden aan de

> Zorgverleners ervaren door gebruik van zorg-op-afstand dat ze eerder de zorgvragen van patiënten signaleren waardoor bijvoorbeeld escalaties of onnodige probleemverergering voorkomen kunnen worden.

werkprocessen en protocollen, ontstaat een herziening van de werkwijze en ordening hiervan. Het voordeel van een meer gestructureerde aanpak is dat de zorg beter te plannen is en dat men beter kan anticiperen op zorgvragen. eHealth-behandelmodules zijn vaak geprotocolleerde interventies, die soms door behandelaars te veel als een keurslijf ervaren worden. De protocollering van (eHealth-)interventies geschiedt vaak op basis van onderzoek. De professional verliest echter wel een deel van zijn handelingsvrijheid.

Up-to-date informatie

Als gevolg van eHealth is er meer informatie over het functioneren van de patiënt beschikbaar. Door de inzet van toezichthoudende technologie of monitorapplicaties weet de zorgverlener meer van de gezondheidssituatie van de patiënt. Zichtbaar wordt dat eHealth een andere, betere toegankelijkheid van informatie mogelijk maakt, namelijk mobiele beschikbaarheid van patiëntgegevens. Daarmee heeft de zorgverlener, op de plaats van zorgverlening, op ieder tijdstip, toegang tot relevante zorgdata. Dit maakt gerichter behandelen mogelijk. De actuele informatie kan gemakkelijker betrokken worden in de zorgverlening. Dit vraagt meer flexibiliteit en verantwoordelijkheid van de

Via videocommunicatie kan de situatie van de zorgvragende patiënt beter ingeschat worden. Met behulp van online monitoring bij diabetes of hartpatiënten zijn de suiker- en bloedwaarden direct online in te zien.

zorgverlener. Deze dient de beschikbare informatie op de juiste wijze te interpreteren en te weten wat binnen dan wel buiten zijn verantwoordelijkheid valt. Wanneer zorgverleners twijfelen over de beoordeling van een situatie of zorgvraag, kunnen mobiele patiëntendossiers uitkomst bieden.

Naast het voordeel dat de data beschikbaar zijn op de plaats van zorgverlening is een bijkomend voordeel dat dit tevens de administratieve last van zorgverleners en de kans op fouten vermindert. De zorgverlener kan ter plekke rapporteren, in plaats van achteraf.

Thuisomgeving is zorgomgeving

Voor de zorgverlener wordt bij decentralisatie van zorg de thuisomgeving van de patiënt de werk- of zorgomgeving. Dit betekent dat de zorgverlener meer individueel werkt en minder ter plekke kan overleggen met collega's over de zorgverlening. Dit kan deels opgelost worden door online communicatiemogelijkheden te benutten voor overleg tussen zorgverleners onderling. Zij kunnen online hun zorgtaken afstemmen of bij vragen advies aan de zorgcentrale vragen.

Veiligheid

eHealth heeft een onverwachte invloed op het gevoel van veiligheid bij de zorgverlener. Zorgverleners die thuis of in de nachtdienst of kleinschalige setting zorg of ondersteuning bieden ervaren een toegenomen gevoel van veiligheid, doordat ook zij contact kunnen maken met de zorgcentrale. eHealth draagt dus niet alleen voor de patiënt bij aan een sterker gevoel van veiligheid, maar is ook ondersteunend voor de zorgverlener.

6.3 Empowerment

Attitude

eHealth beïnvloedt de samenwerking tussen patiënt en zorgverlener. De patiënt stelt zich op als gesprekspartner, wat voor de zorgverlener inhoudt dat deze hem dient te betrekken in de communicatie en besluitvorming. Bijvoorbeeld in de planning van de behandeling of zorg en de daarbij te maken keuzes. Van de professional wordt verwacht dat deze de patiënt hierin op maat ondersteunt. Dit vraagt een andere houding, een andere werkwijze van de professional.

Deze wordt meer een deskundig adviseur, die de patiënt helpt en ondersteunt in zijn zoektocht naar informatie. De attitude wordt ingevuld vanuit een meer coachende houding. Een coach die ondersteunt in het vinden van de juiste informatie, de weging van de voor- en nadelen en consequenties van keuzes. Informatie geven, of de patiënt leren hoe om te gaan met de veelheid aan online informatie wordt meer en meer van belang. Dit is een andere inzet van de expertise van de professional.

De professional zal moeten toestaan dat de patiënt deze rol neemt. Alhoewel sommige professionals het lastig vinden dat zij niet meer primair aangesproken worden op hun kennis, maar meer op hun rol als adviseur of gesprekspartner wordt van de professional gevraagd de patiënt actief in zijn rol te ondersteunen. Daarbij moeten zij soms oude taken loslaten en bestaande waarden en normen verruimen. Maar bovenal vraagt dit vertrouwen in de patiënt, in diens oordeelsvermogen en 'meedenkcapaciteit'. De professional heeft tevens een verantwoordelijkheid om ervoor te zorgen dat de communicatie of informatie richting patiënt voldoende is. En dat er geluisterd wordt naar het verhaal van de patiënt, naar zijn kennis over de ziekte en zijn leven. Omgekeerd is er voor de patiënt ook een verplichting om zich te informeren, om zich op te stellen als samenwerkingspartner. eHealth schept nieuwe verplichtingen voor zowel patiënt als zorgverlener en daarin moet het zorgsysteem mee veranderen.

Kennisinbreng

Patiënten maken meer en meer gebruik van het internet, om hun gezondheid te bevorderen. Een deel van hen publiceert over hun ziekte en gezondheid. Kennisdeling is niet langer voorbehouden aan professionals.
Patiënten betrekken de gevonden informatie in hun contacten met de zorgverlener, waardoor zij een beter toegeruste gesprekspartner zijn. Bij bijzondere aandoeningen doet de situatie zich zelfs voor dat de patiënten meer kennis hebben verzameld dan de professional. De patiënt heeft een persoonlijke drijfveer om de juiste kennis te vergaren en kan aanvullend op de zorgprofessional dit online opzoeken. De interpretatie van het gevonden materiaal en de vertaalslag ervan naar de behandeling geschiedt vervolgens

> Een patiënt die bij de huisarts komt met hielspoorklachten, wordt door de arts gevraagd of zij op internet al naar informatie gezocht heeft. Zij bevestigt dit, waarop de huisarts een afbeelding van hielspoor googelt en dit verder toelicht. Zo voegt de huisarts kennis toe aan de reeds ontstane deskundigheid van de patiënt.

in samenspraak. Kennisinbreng van de patiënt doordat deze online informatie gebruikt is een gegeven in de zorgverlening waar de zorgverlener zijn handelen op af dient te stemmen.

Dialoog

Dat patiënt en zorgverlener elkaar als gesprekspartners zien, krijgt door eHealth nog een andere dimensie. Het gesprek speelt zich namelijk niet meer alleen face-to-face af, maar ook online. eHealth heeft invloed op de wijze waarop de dialoog plaatsvindt. Veel zorgprofessionals zijn terughoudend met het gebruik van internet als communicatiemiddel. Men wil de patiënt toch graag zelf zien, heeft het idee dat het persoonlijk contact nodig is om goede zorg te kunnen verlenen. Maar de patiënt is online en wil daar contact met zijn zorgverlener. De vraag rijst wiens behoefte het is, deze behoefte aan persoonlijk contact; die van de patiënt of van de zorgverlener? Dit vraagt enige nuancering, omdat in veel gevallen naast online contact ook een vorm van face-to-face contact nodig is én blijft. De waarde van online contact, naast de reguliere contacten, wordt door patiënten echter overduidelijk verwoord. Zo blijkt uit een enquête van de NPCF (2010) dat ruim 60 procent van de ondervraagden graag online contact met zijn hulpverlener zou willen. Enkele gebundelde reacties van patiënten:

'Via de computer kan ik me beter verwoorden, ik kan rustig nadenken over wat ik wil zeggen, wat ik kwijt wil en durf ook meer te zeggen. Dat is erg fijn.'

'Voor een uitslag van een onderzoek waar al contact over is geweest is een e-consult snel en handig.'

De regie verschuift, de patiënt claimt een meer centrale rol en wil in deze rol meesturen in zijn zorgproces. Dit vraagt goede samenwerking van professional en patiënt. Zij moeten gezamenlijk de uitvoering van (zorg)taken, ieders verantwoordelijkheden en de manier van informatiedeling en omgang met privacy afstemmen. Dit is een uitwerking van het begrip 'participatory healthcare' of Gezondheid2.0.

eHealth in de praktijk

Samenwerking

Deze beweging, deze manier van werken, vraagt meer transparantie in het gehele zorgtraject. Samenwerking is nodig, niet alleen in de uitvoering van de zorg, maar ook in de informatievoorziening en besluitvorming. De patiënt en de zorgverlener werken samen, vanuit verschillende rollen, met ieder hun eigen verantwoordelijkheden en kennisinbreng. Dit vraagt van de zorgverlener dat deze de kansen op samenwerking vanuit een open en positieve houding op realistische wijze invult. Waar er voorheen vanuit de machtspositie van de zorgverlener sprake was van een verticale afhankelijkheid, wordt nu een horizontale samenwerkingsrelatie ingevuld. Dit vraagt van beide partijen een andere houding, andere vaardigheden en een ander handelingsrepertoire. Bijvoorbeeld, een zorgverlener verleent zorg ondersteunend aan de zorgtaken van de patiënt, maar stelt zich ook op als adviseur bij keuzes die de patiënt moet maken. De patiënt zelf neemt ook vanuit verschillende rollen aan de samenwerking deel. Niet iedere patiënt is even mondig, niet iedere patiënt kan even gemakkelijk keuzes maken. En de de mogelijkheid om zelf zorgtaken op je te nemen is sterk afhankelijk van de aandoening en het zorgproces. De uitdaging voor de zorgverlener is om te zoeken naar de juiste coachende stijl waarbij de patiënt maximaal als samenwerkingspartner betrokken wordt in het zorgproces. Maximaal wil zeggen, afgestemd op de mogelijkheden en wensen van de patiënt.

Hoewel geopperd is dat de poortwachtersfunctie van de huisarts op lange termijn, door de hoeveelheid informatie op internet, kan veranderen is de algemene mening dat de arts uiteindelijk verantwoordelijk is en moet blijven voor het stellen van de diagnose. Patiënten verwachten ook van de professional dat deze zijn deskundigheid inzet en beschikbaar stelt, in de informatievoorziening (off- en online) en in de besluitvorming.

6.4 Communicatie

eHealth beïnvloedt de communicatie. De schriftelijk communicatie wordt belangrijker: de zorgverlener moet helder, overzichtelijk en beknopt schriftelijk kunnen formuleren en de essentie uit andermans (soms ongeordende, warrige) teksten kunnen halen. De communicatie dient hij meer dan voorheen af te stemmen op de patiënt en diens zorgvraag. Het internetlijntje is soms het enige contactlijntje.

Beperkte informatie

Bij iedere online behandelinterventie zal de professional op aangepaste wijze moeten communiceren, zeker wanneer hij alleen de geschreven taal tot zijn beschikking heeft. In dat geval ontbreken de non-verbale signalen.
De ontbrekende intonatie van het geschrevene heeft ook zijn invloed. Dit is nu alleen af te leiden uit de tekst of een eventueel gebruikt emoticon. In een gewoon gesprek geven we betekenis aan de uitgesproken woorden door tekst, gebaren en intonatie te combineren. Het ontbreken hiervan in de online tekstuele communicatie kan de interpretatie van de boodschap soms bemoeilijken, voor zowel patiënt als professional. Een misverstand ligt snel op de loer. De zorgverlener dient zich hiervan bewust te zijn.

Beperkte invloed

Een ander element dat de communicatie beïnvloedt is de kwetsbaarheid van het online contact. Het behoud van de relatie is kwetsbaarder. De zorgverlener dient zich ervan bewust te zijn dat de patiënt leidend is in het contact. Als een patiënt besluit geen contact meer te willen is het slechts een kwestie van de webpagina wegklikken of niet meer inloggen om het contact of zorgproces stop te zetten. Over het verbreken van het contact door een patiënt tijdens de online behandeling bestaan verschillende gedachten, zoals beschreven in paragraaf 4.1, eHealth en effectiviteit. Het feit blijft echter dat de patiënt bij uitstek de regie heeft in het online contact. Een online contact kan beëindigd worden met een klik van de muis, terwijl weglopen uit een gesprekskamer niet zo snel gebeurt. De zorgverlener kan hierin proactief zijn, door te investeren in het online behandelcontact. Hij kan signalen en de werkrelatie bespreken met de patiënt. Online contact vraagt van de zorgverlener dat deze in zijn communicatie meer aansluit bij de leefwereld en communicatiestijl van de patiënt. Het vraagt een uitnodigende houding, actief afstemmen en werken aan de online relatie.

Communicatievaardigheden

Het is van belang om aandacht te besteden aan de online vertaling van het gedrag en de communicatiemethoden die normaal gesproken in face-to-face contact gebruikt worden. Schalken (2010) heeft enkele communicatiemethoden ontwikkeld om de kwaliteit van online communicatie te verbeteren. Vrij vertaald naar Schalken zijn de volgende vaardigheden belangrijk:

- ✓ Oog hebben voor de verschillende aspecten van een tekstboodschap: je niet alleen laten leiden door de inhoud maar ook door de overige communicatieaspecten: wat zegt de inhoud over de relatie? Ligt hierin een boodschap of verwachting verscholen? Welk appel doet deze tekst op de zorgverlener?
- ✓ Helder en overzichtelijk schrijven, zodat je boodschap overkomt en de taal afstemmen op de ontvanger.
- ✓ De essentie uit andermans tekst kunnen afleiden, door het gebruik van samenvattingen en doorvragen. De essentie vervolgens kunnen samenvatten in geschreven tekst.
- ✓ De juiste balans vinden in reactiesnelheid en zorgvuldige formulering. Dit vraagt van de zorgverlener dat deze in staat is om de situatie en de contactvorm te overzien en zijn communicatie hierop af te stemmen. Een chatcontact vraagt meer reactiesnelheid dan e-mail waardoor typefouten meer toegestaan zijn. E-mails zijn vaak langer, hebben een minder vluchtig karakter en vragen een meer zorgvuldige formulering.
- ✓ De actieve aanwezigheid vertalen naar schrijfgedrag, door het actief luisteren of steunuitingen vorm te geven in tekst of tekens. Of door het gesprek gaande te houden met stimulerende vragen, korte samenvattende herhalingen of verhelderings- en verdiepingsvragen.
- ✓ Transparante en gedoseerde tekstboodschappen kunnen geven, omdat online contact in tekst meer transparantie van de zorgverlener vraagt. Duidelijk zijn over wat je denkt of wilt weten. Tegelijkertijd is het nodig je te realiseren dat een tekstweergave confronterender kan zijn dan het gesproken woord. Een samenvattende opsomming in een gesprek wordt afgestemd op de reactie van de ontvanger, in tekstsamenvatting is de reactie niet meteen zichtbaar. Het kunnen doseren van je boodschap is belangrijk.

Beeldcommunicatie

Beeldcommunicatie maakt online communicatie veelal gemakkelijker. Elkaar zien en op afstand contact hebben wordt vaak na enige tijd net zo persoonlijk ervaren als in gesprek zijn in dezelfde ruimte. Op privacyvlak zijn er wel enkele zaken te overwegen. Juist omdat je elkaar meteen ziet is het nodig respect te hebben voor elkaar, de leefomgeving en aandacht aan de presentatie te besteden. Zoals het in het telefoonverkeer steeds gewoner wordt om eerst te vragen of het gesprek gelegen komt is het ook in de beeldcommunicatie nodig eerst digitaal aan te kloppen voordat de beeldverbinding geactiveerd wordt. Tenzij nadrukkelijk vanuit zorgoogpunt anders is afgesproken.

Richtlijnen

Voor de face-to-face contacten zijn er gedragsrichtlijnen voor het contact tussen zorgverlener en patiënt. Deze zijn ook van toepassing op online contact. Toch verschijnen er inmiddels ook richtlijnen voor online contact, omdat dit enkele specifieke aandachtspunten kent. Op internationaal vlak is er een eerste aanzet gedaan voor een richtlijn voor artsen, zorgprofessionals en social mediagebruik. Vijf eenvoudige richtlijnen (Medisch Contact, 2011), die te zien zijn als een denkwijzer:

- *Be careful about what you say and how you say it:* denk aan privacy van patiëntinformatie en onverwachte herkenbaarheid van anonieme informatie. Wees ook alert op je online 'manieren'.
- *Keep your friends close and others ... not so close:* maak onderscheid tussen privé social mediagebruik en werkgerelateerd gebruik. Check bij uitnodigingen voor social media dubbel of je zeker weet wie er achter de uitnodiging zit. Zeker bij anonieme avatars, of nicknames. Patiënten in je online vriendenkring toelaten wordt niet wenselijk geacht.
- *Consider the destiny of your data:* weet wie je informatie kan zien, ook na lange tijd en wat de impact daarvan kan zijn: je online grapje kan door je werkgever niet gewaardeerd worden. De vraag is of dit terecht is, maar een feit is dat, alhoewel het anders lijkt, online (privé) gedrag juist veel zichtbaarder is dan offline gedrag.
- *Take control of your privacy:* een open deur, let op je privacysettings als je Facebook of iets dergelijks gebruikt.

✓ *Are you maintaining professional standards online?:* hoe presenteer je je online? En hoe strookt dat met je professionaliteit of presentatie als werknemer van je organisatie?

De invloed van eHealth is dat zorgverleners de balans in hun taakprofielen moeten hervinden. Gebruik van technologie in de zorg verandert de taakinvulling en het beroepsprofiel. De rol van de zorgverlener verandert, de gestructureerde werkwijze zorgt voor beter planbare zorg, waarbij beter ingespeeld kan worden op de behoefte van de patiënt. Gebruik van mobiele patiëntdata ondersteunt de zorgverlener ter plekke bij zijn taken.

De rolverdeling verandert als gevolg van eHealth. Patiënten nemen meer en meer de regie in hun ziekte en gezondheidszorg, er ontstaat samenwerking in alle fasen van de behandeling. Professionals en zorgorganisaties dienen hierop in te spelen, de veranderende rol op te pakken en inhoud te geven. Aandacht voor de online communicatievaardigheden is nodig.

6.5 De mening van...

Jeannet Broekman, Zorgcentralist bij zorgcentrum St Jozef in Gendt

'Sinds vier jaar werk ik als zorgcentralist. St Jozef gebruikt domotica en videocommunicatie op alle afdelingen om de bewoners en de zorgmedewerkers te ondersteunen. Met een team van zorgcentralisten zorgen we ervoor dat de zorgcentrale 24 uur per dag, 7 dagen per week bemand is. Als zorgcentralist werk je tijdens de dienst alleen. Tijdens mijn dienst ben ik meestal continu bezig met het beantwoorden en coördineren van binnenkomende meldingen en toezicht houden, met wat piekmomenten als de huiskamerbewaking erbij komt. Nu is het bijvoorbeeld wat drukker omdat ik twee zieke bewoners extra observeer.

Ik was vanaf het begin enthousiast over dit initiatief en dat ben ik nog steeds. Vanuit de zorgcentrale bieden we samen met de zorgmedewerkers of de thuiszorg ondersteuning aan cliënten en bewoners. Wij kunnen vanuit de zorgcentrale extra toezicht bieden, waardoor de bewoner zich veiliger voelt maar ook de verzorgende met meer rust haar werk kan doen.

Bij cliënten die nog thuis wonen heb ik gemerkt dat ze met wat hulp van het videocontact vanuit de zorgcentrale langer zelfstandig kunnen blijven wonen. Als ze vragen hebben kunnen ze met ons contact opnemen. Oudere mensen zijn bijvoorbeeld soms bang als ze alleen thuis zijn, wij kunnen ze dan vanuit de zorgcentrale geruststellen met een gesprek of zelfs een tijdje videocontact houden. Ook krijgen we wel eens een oproep van iemand die niet meer weet of ze de medicatie wel ingenomen heeft. Met de camera kan ik dan inzoomen op de medicijndoos en zien of de medicatie er nog inzit en ze verder helpen. Het videocontact wordt pas opgestart als we een vraag van de bewoner of cliënt krijgen, via het alarmeringssyteem dat ze bij zich dragen. Er wordt nooit een verbinding tot stand gebracht als we geen melding of verzoek van een cliënt daarvoor krijgen. Dat is belangrijk, omdat we altijd de privacy van de cliënten respecteren. Dit staat bij St Jozef heel hoog in het vaandel.

Ook een mooi voorbeeld van adequate hulpverlening vanuit de zorgcentrale is, dat wanneer iemand in de thuissituatie gevallen is, we hulp kunnen inschakelen en in de tussentijd met de cliënt in contact blijven en ze geruststellen tot er deskundige hulp gearriveerd is. Ook kunnen wij vanuit de zorgcentrale de deur bij de cliënt openen door middel van een elektrisch deurslot.

We ondersteunen vanuit de zorgcentrale ook de afdelingen bij het huiskamertoezicht voor psychogeriatrische bewoners. Dit doen we vooral tijdens de avond, als er bewoners naar bed gebracht moeten worden. De verzorgende kan dan rustiger haar werk doen, omdat ze weet dat wij op de bewoners toezicht houden. Als er dan een bewoner onrustig wordt, kunnen wij contact maken via de camera en microfoon en de bewoner op afstand begeleiden. Meestal werkt dat heel goed en kunnen we de bewoner tot rust brengen, zo niet bellen we de verzorgende, om hulp te bieden. Dat is het leuke aan dit werk, we zijn echt één team met de zorg. We doen het samen. De zorgcentrale zal nooit de handen aan het bed kunnen vervangen maar is een positieve aanvulling waardoor we gezamenlijk de kwaliteit van zorg kunnen verbeteren. De verzorgenden geven daarbij aan dat ze de werkdruk als minder hoog ervaren.

We gebruiken bij deze groep ook domotica in combinatie met videocommunicatie in hun woningen, als dat nodig is. Gebruik van videocommunicatie en domotica gaat in overleg met de bewoner, familie en de specialist ouderengeneeskunde, juist omdat we zo veel waarde hechten aan de privacy, zelfstandigheid en veiligheid van de bewoners. De gemaakte afspraken staan in het zorgleefplan. Bij bewoners waarvan we weten dat ze 's nacht soms gaan dwalen of valgevaarlijk zijn kunnen domotica en videocommunicatie helpen. Als de bewoner dan het bed verlaat krijgen wij een signaal van de domoticasensor en gaat de vloerverlichting of de badkamerverlichting branden. Dan wachten we af, om te zien of er binnen een minuut of tien een tweede signaal komt, dan weten we dat de bewoner weer naar bed is gegaan. Als dit signaal niet komt of we krijgen een alarmmelding dat er geen beweging waargenomen wordt, nemen we contact op via de camera met de bewoner. De bewoner houdt zo wel zijn bewegingsvrijheid en privacy.

Videocontact wordt op verzoek van de familie ook wel ingezet bij bewoners of cliënten die in de laatste fase van hun leven zijn en palliatieve zorg nodig hebben. De familie vindt het dan vaak prettig als wij met het videocaresysteem een oogje in het zeil houden, soms ook als ze zelf aanwezig zijn. Dat ervaren ze als ondersteunend.

Het was wel even wennen in het begin, toen ik net als zorgcentralist ging werken. Met iemand in gesprek zijn via een camera of microfoon was vreemd in het begin, anders dan persoonlijk contact. Je kunt niet even een arm om iemand heen slaan of zo. Wat ook anders is, is dat ik deze mensen niet allemaal ken. Maar nu ik hieraan gewend ben heb ik vaak hele leuke gesprekken, ook als ik ze niet persoonlijk ontmoet heb. Dat maakt eigenlijk geen verschil meer. Het werk bevalt me heel erg goed, ik hoop dit werk nog lang met veel enthousiasme te mogen blijven doen want ik zou persoonlijk niet meer terug willen naar de dagelijkse zorgverlening zoals vroeger.'

Bart Timmers, huisarts

'Ik gebruik sinds een jaar of 15 vormen van ICT in mijn praktijk. Ik geloof namelijk sterk in de potentie van eHealth. Daarom ben ik gewoon gestart, ook al is nog niet alles rondom het gebruik van eHealth in de huisartspraktijk helemaal uitgekristalliseerd. Zo zijn er nog vragen rondom bereikbaarheid en veiligheid, bijvoorbeeld bij e-mailverkeer of gebruik van privétwitterberichten (de DM's: Direct Messages). Dit is voor mij geen reden om niet te starten, wel een reden om naar de patiënt te verhelderen wat hij wel of niet kan verwachten. Daarom heb ik een disclaimer opgesteld. Daarin is verwoord dat dit een experimenteel middel is en zijn onder andere de issues rondom veiligheid benoemd. Daarnaast maak ik ook afspraken over mijn bereikbaarheid als arts. De online beschikbaarheid suggereert namelijk dat ik altijd online ben, dat kan natuurlijk niet. Dat is ook niet erg, als de patiënt maar weet wat hij van mij kan verwachten. Ik start 'gewoon', maar niet onbezonnen. Ik sta stil bij de risico's en ga daar bewust mee om, maar wil me niet laten weerhouden door mogelijke bedreigingen. Daarvoor geloof ik te veel in de waarde van eHealth.

eHealth in de praktijk

De potentie die ik zie heeft vooral te maken met het gebrek aan tijd waar ik als huisarts mee kamp. In de korte consultperiode wil ik vaak veel uitleggen, omdat ik ervan overtuigd ben dat goede informatie bijdraagt aan de gezondheid van een patiënt. Mijn taak is niet alleen patiënten onderzoeken maar ook sturing geven aan hun gezondheid door hen te informeren over de ziekte of de behandeling. Dit kan ik nu online doen, via onze praktijkwebsite of door te verwijzen naar goede websites. Ik kan de informatie beter afstemmen, binnen de gegeven tijd, op de behoefte van de patiënt. Sommigen willen alles weten en na kunnen lezen, andere patiënten willen van mij vooral een gezondheidsadvies. Beide is prima.

Daarnaast zie ik de online contact mogelijkheid als een waardevolle aanvulling. Een jaar of 15 geleden ben ik daarom al gestart met e-mailverkeer met patiënten. Inmiddels bied ik, biedt onze praktijk, e-consulten. Dit is een applicatie waarbij patiënten in een beveiligde omgeving een vraag kunnen stellen. Ze moeten aangeven over wie de vraag gaat, voor wie de vraag bedoeld is en waarover het gaat. Dat kunnen inhoudelijk vragen over ziekte of behandeling zijn, maar ook vragen over de noodzaak om langs te komen. Ik kan vervolgens via het systeem een antwoord geven. Helaas kan ik niet navragen of het advies passend was, er is maar één reactie mogelijkheid. Dat is nog een aanpassing die ik zou wensen.

E-consult werkt voor mij beter dan een telefonisch spreekuur, omdat ik de e-consulten kan afhandelen als het mij uitkomt. Bij het telefonisch spreekuur merkte ik vaak dat ik zat te wachten en zo tijd verloor. Nu handel ik de e-consulten af wanneer het mij uitkomt, maar wel binnen de afgesproken termijn. Doordat patiënten hun vraag via e-consult stellen is de vraag ook gerichter. Ik merk wel in de praktijk dat de e-consulten nog weinig invloed hebben op de reguliere consulten. Dat had ik wel verwacht. Waarschijnlijk omdat we in de praktijk het e-consult nog onvoldoende ingebed hebben in ons zorgproces en nog te veel als spielerei zien, in plaats van een serieus middel dat onderdeel is van de reguliere zorgverlening en ingepland is in mijn werkdag.

Bij sommige patiënten bied ik e-mail als contactmogelijkheid. Zeker wanneer er in een gezin sprake is van een ernstige ziekte kan dit steunend zijn. De patiënt of andere gezinsleden hebben niet altijd een concrete vraag, maar vinden het wel prettig om mij te informeren over hoe het hen vergaat. Ze willen daar zelf de e-mail voor gebruiken. Ik vind dat prima. Het is een manier om "dichtbij" te zijn. Met sommige patiënten twitter ik zelfs via DM's. Maar dan ook alleen via DM's. Dan bespreek ik met hen wel de mogelijkheden en de risico's. Zo zijn zij goed geïnformeerd en delen we de verantwoordelijkheid.

Ik heb gemerkt dat patiënten soms nog positief verrast zijn dat dit (e-consult) kan, terwijl we deze mogelijkheid op de website en in de wachtkamer laten zien. Patiënten die dit gebruiken zijn enthousiast, vinden het een gemakkelijke manier om een vraag te stellen. Ik ben dan toch een vertrouwd persoon aan wie ze dit kunnen vragen. Alleen maakt de online contact mogelijkheid het gemakkelijker om de vraag te stellen. Ze hoeven niet te wachten tot we beiden op hetzelfde moment tijd hebben.
Ik zou graag zien dat eHealth-applicaties in mijn huisartspraktijk meer geïntegreerd worden. In de zorgverlening, zodat dit deels ook de consulten kan vervangen, maar ook in de registratie. Een koppeling met het HIS (HuisartsInformatieSysteem) zou ik prettig vinden, nu moet ik namelijk mijn mailtjes kopiëren en in de HIS rapportage plakken. De koppeling met het HIS zou tijds- en kwaliteitswinst opleveren.

EHealth of face-to-face contact, uiteindelijk ben en blijf ik natuurlijk gewoon huisarts. De kern van mijn vak is dat ik het lijf onderzoek, dat kan deels digitaal, maar zal ook altijd voor een groot deel "handwerk" blijven.'

Kelly de Vries, jeugdreclasseerder en initiatiefnemer Jeugdzorg2.0 Limburg

'Als jeugdreclasseerder werk ik met jongeren in de leeftijd van 12 tot 23 jaar die een hulpverleningsmaatregel door de rechter opgelegd hebben gekregen. Deze jongeren zijn vaak nauwelijks gemotiveerd voor hulpverlening. Het is dan ook het specialisme van de jeugdreclasseerder om enige motivatie voor de aanpak van de problemen van deze jongeren op gang te brengen, met als uiteindelijk doel recidive te voorkomen.

eHealth in de praktijk

Alhoewel we er nog niet in de praktijk mee werken, zie ik mogelijkheden om eHealth in te zetten in ons werk. Uit onderzoek van het CBS blijkt dat 91% van de Nederlandse jongeren actief is op online sociale netwerken, zoals Hyves. (onderzoek CBS, januari 2011) Vooralsnog maken we binnen de jeugdreclassering geen gebruik van dit gegeven: we spreken jongeren face-to-face en telefonisch. In een aantal gevallen wordt er wel gemaild met jongeren.

Ik onderzoek op dit moment de mogelijkheden om online middelen in te zetten in de jeugdreclassering. Voor mij is online hulpverlening een onderdeel van de totale hulpverlening. Bij jongeren met een motivatieprobleem kan dit helpen de communicatie op gang te brengen. Chatten is voor jongeren bijvoorbeeld een laagdrempelige manier om dingen te vertellen: het kan vanuit hun vertrouwde omgeving en ze zijn niet zichtbaar. Hun eventuele emotionele reacties dus ook niet. In het face-to-face contact willen ze dit nog vaak onderdrukken. De chat biedt door de "onzichtbaarheid" wat meer vrijheid in het contact. Ook kan de jongere een chat elk moment afbreken, waardoor de jongere de regie heeft over het gesprek.

Ook gedurende de hulpverlening kunnen online middelen ingezet worden om sneller en meer verdieping aan te brengen in het hulpverleningsproces. Een voorbeeld is het gebruik van een door de cliënt opgesteld online plan van aanpak. Zij stellen hun doelen op via een applicatie en delen dit met de hulpverlener. Avatars (online afbeeldingen die jezelf representeren) kunnen gebruikt worden om een jongere inzicht te geven in hoe hij / zij naar zichzelf kijkt en hoe hij / zij zich voelt. Dergelijke interventies leveren input op voor het vervolg van de hulpverlening. De online aanwezigheid van de jongere biedt aanknopingspunten voor de hulpverlening.

Ondanks de gebleken effecten van online hulpverlening, staat menig hulpverlener hier nog afwerend tegenover. Computerprogramma's worden in de hulpverlening namelijk geassocieerd met rapportagelast. Ik denk dat het gebruik van online middelen de rapportagelast kan verminderen, door bijvoorbeeld een kopie van een chat op te slaan als gespreksverslag, in plaats van een verslag zelf te moeten typen.

Ik vind het tijd de mogelijkheden van online middelen in de jeugdhulpverlening toe te passen. De kansen zijn te mooi om te laten liggen.'

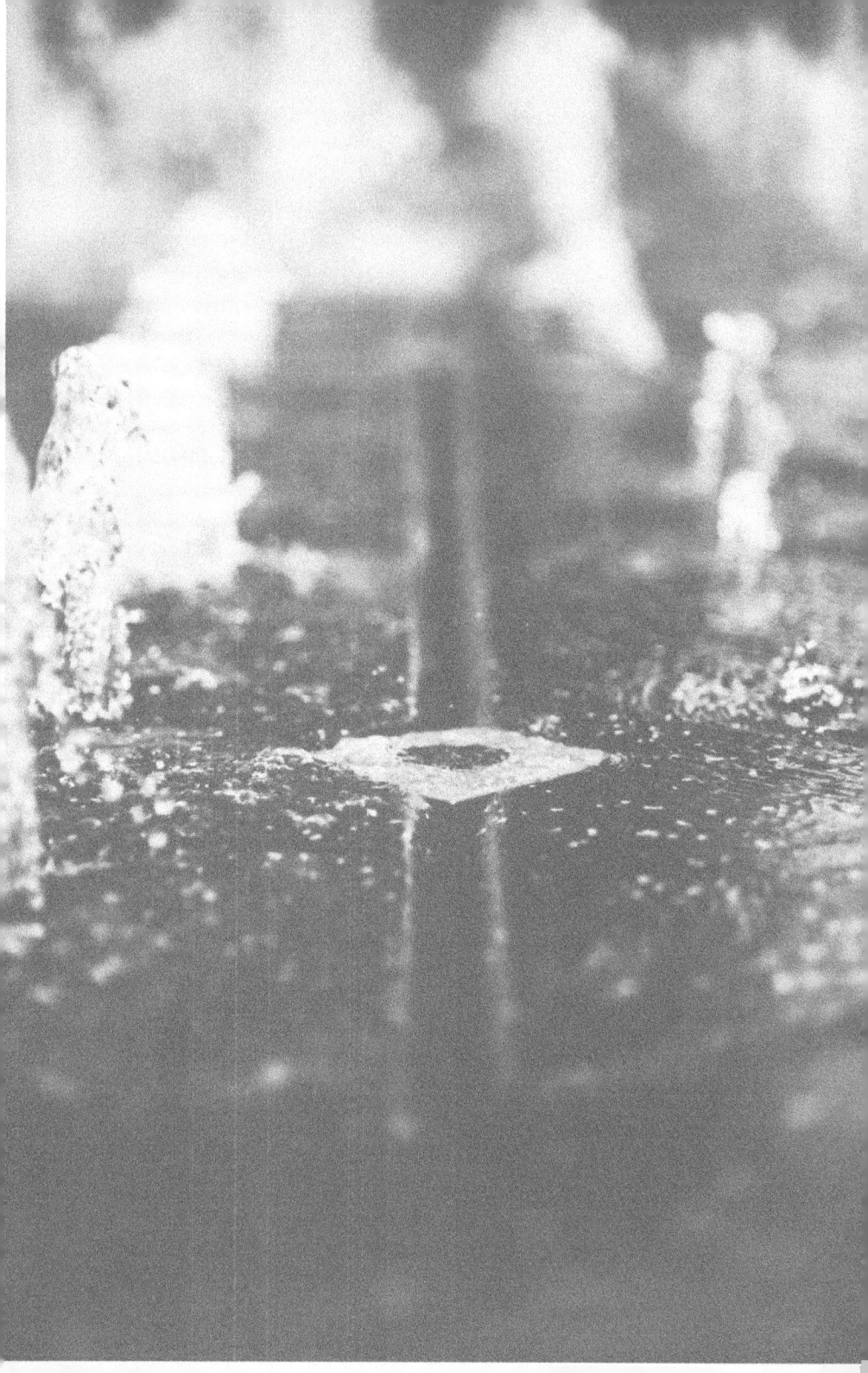

De beweging van eHealth in de zorg is ingezet en lijkt onontkoombaar. Een beetje als golven in de zee, je kunt ze niet vermijden. Je kunt wachten tot de golf voorbij is, maar er komt al snel weer een nieuwe. Wachten tot de zee helemaal zonder golven is, is een illusie. Er is geen zee zonder golven. Een betere strategie lijkt leren drijven of leren surfen op de golven. De golf van eHealth die nu de gezondheidszorg binnenrolt vraagt van de zorg dat zij minimaal leert drijven, maar beter nog, meesurft. Om dit gemakkelijker te maken, enkele tips.

Passie ontwikkelen

Fantaseer over de mogelijkheden die eHealth kan bieden
Heb je ideeën over eHealth, deel deze ideeën en fantasieën. Zoek anderen in de organisatie die ook kansen zien voor eHealth.

Zoek steun voor je ideeën
Betrek anderen en ga gezamenlijk intern het gesprek over eHealth aan. Verduidelijk kansen, mogelijkheden met concrete voorbeelden. Denk aan kansen voor de patiënt en de zorgorganisatie. Zoek buiten je organisatie naar voorbeelden die in je eigen organisatie toepasbaar kunnen zijn.

Focus bepalen

Start vanuit de mogelijkheden van eHealth
Bezie de zorgvraag en de patiëntpopulatie opnieuw. Doe dit vanuit de gedachte dat dit voor alle patiënten en zorgvragen zinvol is. De vraag is dan vooral welke interventie, in welke mate, op welk moment passend is. Deze manier van denken creëert meer mogelijkheden dan zoeken naar de patiëntpopulatie waar het wellicht past. Uitzonderingen maken kan altijd nog.

Betrek patiënten
Vraag hen waar zij behoefte aan hebben. Zij zijn degenen die de zorg 'ondergaan', zij weten vaak heel goed waar ze behoefte aan hebben.

Luister naar de eHealth-kans achter hun antwoord. Benut hun expertise in alle fasen van eHealth-ontwikkeling. Dus ook in de start, en de voorbereiding ervan, in het leren en experimenteren, in het verder bouwen.

Bezie de werkprocessen met digitale ogen
Welke kansen doen zich voor om het werkproces efficiënter in te richten met eHealth? Wat is een al langer terugkerende ergernis, over welke onderdelen van het werkproces wordt geklaagd, waar is men ontevreden over? Kan eHealth hierin een verbetering brengen?

De start voorbereiden
Denk groots maar start klein
Durf te dromen van alle mogelijkheden maar baken de start af. Beter een start op korte termijn met een klein experiment of kleine pilot dan een groots plan dat niet van de grond komt. Kies gericht de start en durf te beperken.

Waardeer gezette stappen.
Starten met eHealth is een ontwikkelkoers en iedere gezette stap kan bijdragen aan realisatie van het einddoel. Streef niet naar perfectie maar durf te gaan voor een voldoende. In het streven naar perfectie is de kans dat de pilot niet tot stand komt groter. De ervaringen (experimenten) uit de pilots die gaan voor een voldoende zijn waardevol genoeg om van te leren voor het vervolg.

Benut aanwezige expertise
Kijk rond voordat je start. Er is veel expertise, benut deze. Kijk rond bij concullega's, verken eHealth-initiatieven in andere zorgsectoren. Lees weblogs over eHealth. Neus rond op sites van patiëntenorganisaties. eHealth-koplopers delen veel van hun kennis online, benut dit.

Leren en experimenteren
Start zelf met mini-experimentjes
Mogelijkheden te over. Start bijvoorbeeld een besloten community op Hyves met je collega's. Een experiment zonder kosten, waar veel in

geleerd kan worden. Overleg eens met een collega via Skype in plaats van telefoon: wat merk je, wat denk je? Experimenteer en deel je ervaringen in je team, op de werkplek.

Ervaar wat social media zijn
Begeef je eens op Hyves, LinkedIn of Twitter. Neem de tijd om te ervaren wat deze media doen, wat er gebeurt. Doe dat 'open minded', ook als je 'geen flauw idee hebt wat je hier in hemelsnaam doet'. Alleen al zien wat anderen, bijvoorbeeld patiënten, daar doen is waardevol.

Definieer experimenteren en leren als succes voor pilots
Starten met eHealth is experimenteren en vooral durven leren: met elkaar obstakels, fouten, misvattingen enzovoorts (durven) delen om ervan te kunnen leren. Beter goed geleerd onderweg naar goede eHealth-implementatie dan niet gestart uit angst fouten te maken. Een geslaagde pilot is een pilot waarin men geëxperimenteerd en geleerd heeft.

Starten
Durf voor gemakkelijk te gaan
Kies een afdeling, patiëntgroep waar je denkt dat starten het gemakkelijkst is. Kies de patiëntgroep die het meest digitaal is. Gemakkelijk starten vergroot de kans op succes: namelijk ervaringen opdoen. Niet alleen negatieve ervaringen zijn waardevol in het leerproces, ook de positieve doen ertoe.

Benoem de koplopers in je organisatie
Op welke afdeling wordt gestart? Is er een afdeling waar voldoende stabiliteit of ambitie is? Betrek de jonge medewerkers in de organisatie. Zij zijn opgegroeid met de digitale media. Benoem waar je start en wie je betrekt. Beperken is een kracht, geen zwakte.

Benut de weerstand: de scepticus als criticus
De scepticus zal vooral focussen op de problemen, de beren op de weg zien. Neem dit serieus, ingebed in een team van enthousiastelingen kan dit een opbouwende kritische bijdrage worden.

Varieer en leer
Varieer in pilots, in soorten interventies, in patiënten waarop je je richt, in de aanpak van pilots. Probeer niet bij voorbaat te streven naar de ideale aanpak, deze ontstaat vanuit leren vanuit gevarieerde experimenten.

Start
Begin! Met lezen over eHealth: zoek informatie en informeer jezelf. Of bezoek organisaties die hier al mee bezig zijn. Word lid van LinkedIn-groepen waar over eHealth gediscussieerd wordt. Bespreek eHealth in je organisatie, met je patiënt. Starten betekent niet wachten tot er een pilot draait op je afdeling. Starten is zelf ermee aan de slag gaan. Mogelijkheden te over.

Verder bouwen
Implementeer vanuit huidig budget
Door de implementatie te financieren vanuit het jaarlijks beschikbare budget, is continuïteit van de initiatieven gewaarborgd.

eHealth is een zorginnovatie die de hele organisatie raakt
eHealth is een zorginnovatie die betrokkenheid van alle organisatie-onderdelen vraagt. Betrek tijdig de niet-behandelafdelingen, zoals automatisering en P&O bij het implementatietraject.

Implemteer in samenwerking met de lijnorganisatie
Leg waar mogelijk de verantwoordelijkheid in de lijnorganisatie: betrek het managementteam en concretiseer taken en verantwoordelijkheden voor de middenmanager. Dit bevordert integratie in de routine. De projectleider is 'slechts' de procesbewaker.

Tips2.0
Tips ontstaan en groeien. De hier aangereikte tips geven een eerste handreiking. Echter, een boek over eHealth vanuit de 2.0-gedachte vraagt meer dan alleen papieren tips.
Op www.duurzamegezondheidszorg.nl is daarom een forum opgenomen waar iedereen tips met elkaar kan delen: Tips2.0.

8. Toekomst

Uitspraken doen over de toekomst van eHealth is lastig. Zoals in de inleiding is geschetst, is het moeilijk om de impact van innovaties te overzien. Als we kijken naar de ontwikkelsnelheid van de technologie wordt het des te lastiger. Om maar eens enkele zaken te noemen: de ontwikkeling van sensoren neemt een enorme vlucht. De integratie hiervan in onze omgeving is in opkomst, onder de noemer domotica en Ambient Technology. De mogelijkheden om robots zorgtaken uit te laten voeren wordt verkend in een aantal pilots. Nieuwe technologie met nieuwe en ongekende mogelijkheden. Technologie ontwikkelt zich niet alleen steeds sneller, ook de integratie van nieuwe technologische mogelijkheden in ons dagelijkse leven gaat steeds sneller. Een voorbeeld hiervan is de ontwikkeling maar ook het gebruik van apps. Het aantal apps met een (gezondheids)ondersteunende functie groeit met de week. Het aantal jongeren met een smartphone ook. Het gebruik van apps normaliseert daardoor in rap tempo.

In dit hoofdstuk wordt desondanks toch een vooruitblik geboden om een idee te geven van mogelijke ontwikkelingen op het vlak van eHealth, zonder daarbij de illusie te hebben volledig te zijn. Het gaat er vooral om enkele mogelijke richtingen te schetsen.

Mobiel internet

De groeiende toename van mobiel internet kan leiden tot mobiel, altijd en overal, toegang tot de social media maar ook tot zelfzorg of zelfmanagementtoepassingen. Mobieltjes, de 06-interventies, dus zorgapplicaties via je mobiele telefoon, zullen een belangrijker rol gaan spelen.

Social media

De invloed van social media in de zorg zal verder vorm krijgen. Het delen van de ervaringsdeskundigheid via de social media zal gewoner worden. Patiënten zullen zich meer en meer informeren door elkaar te raadplegen. Zij plaatsen deze informatie naast de (online) informatie van de zorgprofessional.

Een gedachte of vrees is, dat deze ontwikkeling zal leiden tot een toename van ratings, beoordelingen, in de zorg. Een ontwikkeling die nu ook al zichtbaar is in de reiswereld. Nu wordt niet de reislocatie maar de zorgverlening beoordeeld en het oordeel online gedeeld. Het gaat echter niet zozeer om de rating, het gaat vooral om de toegenomen transparantie die hiermee samenhangt. De rating zal zorgorganisaties 'dwingen' in de toekomst meer aandacht te besteden aan hun profiel en transparantie te bieden over bijvoorbeeld de omgang met klachten. Dit kan de kwaliteit van de zorgverlening en de keuzemogelijkheid van de patiënt positief beïnvloeden.

Slimmere zorg

eHealth-interventies zullen in de toekomst mobieler maar ook slimmer worden. Slimmer omdat de omgevingsinformatie en de persoonskenmerken betrokken worden in de analyse van de situatie en in de advisering die daarop volgt. Denk aan slimme sensoren in kleding of gebruiksvoorwerpen, bekers die meten hoeveel je drinkt. Daarmee wordt het mogelijk informatie over de persoon te verzamelen en te registreren waardoor de gezondheid met technologie actief bevorderd kan worden.

Ook de komst van Web3.0 zal zijn impact hebben op de kwaliteit van de zorg. De combinatie van gegevens, het gebruik van de (sociale) netwerken en de slimme interpretatie hiervan, maakt gepersonaliseerde eHealth mogelijk. eHealth-interventies ontwikkelen zich tot werkelijke zorg op maat, een digitale persoonlijke adviseur.

Van diagnosegerichte interventies naar levensgerichte support

In de ontwikkeling van de applicatie is nu al een verschuiving zichtbaar van technology push-denken richting usercentered design-denken. In de ontwikkeling van applicaties of integratie ervan in het zorgproces wordt dus niet langer alleen gedacht vanuit de technische mogelijkheden maar meer gestart vanuit de gebruikersvraag. Een ontwikkeling die zal bijdragen aan eHealth-interventies met meer kwaliteit.

Usercentered design-denken zal in de toekomst een andere kleur krijgen.

Zo zal er meer aandacht komen voor eHealth-interventies en multidiseasemanagement. Niet langer wordt gedacht vanuit een specifieke

diagnose, maar eHealth-ondersteuning en/of -behandeling van gecombineerde ziekten wordt mogelijk. De roep om de onderlinge 'compatibility' of interoperabiliteit van verschillende applicaties te verbeteren, zal hieraan bijdragen.
Wetende dat de toekomstige groep patiënten is opgegroeid met internet en dit gebruikt in het sociale contact en het werk, wordt een beweging van diagnosegerichte interventies richting levensgerichte support voorstelbaar. Het groeiende aantal gezondheidsapps is hiervan een voorbode. Gebruik van ICT om jezelf op allerlei fronten te ondersteunen in het dagelijkse leven wordt normaler. De ontwikkeling van apps en digitale diensten op allerlei gebieden draagt hieraan bij. Netwerkintegratie van deze diensten bevordert de gebruikersvriendelijkheid ervan. Mogelijk zal de ontwikkeling en vormgeving meer en meer aansluiten bij de (social) media die de doelgroep in het dagelijks leven gebruikt.
De toekomstige patiënt, de Patiënt2.0, leeft niet online of offline. Deze leeft, zoals mooi verwoord door Luciani Floridi tijdens TEDxMaastricht (2010), onlife. De patiënt van de toekomst organiseert het leven en support zowel in persoon als digitaal: levensgerichte support.

Impulsonderzoek

Online databeschikbaarheid creëert kansen voor onderzoek. Vaak zijn de gebruikersaantallen voor onderzoek te klein om uitspraken over waarden van de uitkomsten voor de doelgroep buiten de onderzoeksgroep te kunnen doen. Of om meer inzage in achterliggende oorzaken te krijgen. De informatie van rapportages van uitkomsten van behandeling en eventuele koppeling van de databestanden bieden mogelijkheden voor zowel effectonderzoek als onderzoek naar oorzaken en verloop van aandoeningen. Transparantie over datagebruik naar de deelnemende patiënt en anonimisering van data zijn van wezenlijk belang om dit kans van slagen te geven.

Randvoorwaarden voor opschaling

In het denken over eHealth en de mogelijkheden tot opschaling komt steeds vaker de discussie over de randvoorwaarden aan de orde. Denk daarbij aan zaken zoals de juridische kaders, de financieringssystematiek in de zorg, kwaliteitsrichtlijnen voor online communicatie of een keurmerk voor online informatie of eHealth-interventies. Het is te verwachten dat dit, gezien de aandacht voor eHealth op nationaal niveau, binnen afzienbare tijd meer vorm en inhoud krijgt.

Een andere randvoorwaarde is integratie van eHealth in het onderwijs aan zorgverleners. De eerste opleidingsinstituten nemen anno 2011 nu voorzichtige stappen. eHealth zal niet alleen een onderdeel van de reguliere gezondheidszorg worden, maar ook geïntegreerd worden in de onderwijs-curricula. Het opnemen van een aparte onderwijs-module eHealth is een mooie tussenstap maar idealiter is eHealth in de toekomst 'embedded' in de zorgopleidingen.

Afhankelijkheid van slimme technologie

In de toekomst is te verwachten dat er steeds intelligenter vormen van eHealth komen waarbij omgevings- en contextinformatie verwerkt worden en actief betrokken worden in de 'advisering' richting de patiënt. Daarmee ontstaat in theorie het risico dat de patiënt wederom afhankelijk wordt, nu niet van de hulpverlener maar van de slimme technologie en de ondersteuning die deze biedt. De vraag is of deze afhankelijkheid een negatieve invloed heeft op empowerment van de patiënt. De vraag is ook of deze afhankelijkheid nieuw is. We kennen dit in het dagelijks leven ook: denk maar aan de problemen als de e-mail niet werkt, of de computer in de thermostaat of wasmachine kapot is. Dan blijft de vraag staan of de eHealth-ontwikkeling richting slimmere zorg wel positief te noemen is vanuit het oogpunt van empowerment. De ontwikkeling is om meerdere redenen toch als positief te zien. Belangrijke elementen in patiëntempowerment zijn toegang hebben tot informatie (geïnformeerd zijn) en keuzevrijheid.

Als eerste omdat de patiënt in een slimme technologische omgeving zelf ook toegang heeft tot deze informatie en 'geïnformeerd-zijn' empowerend werkt. Maar vooral omdat we leren leven met een slimmere omgeving en we dit leren gebruiken. Ook met een slimme omgeving kan er een samenwerking ontstaan die het leven vergemakkelijkt, als je ouder of zorgbehoeftig wordt. Autonomie in samenwerking met een slimme omgeving in plaats van bijvoorbeeld met een verpleegkundige. Het verschil is dat we zelf keuze hebben. Het resultaat is een verhoogde kwaliteit van leven, omdat je langer je zelfstandigheid behoudt.

De afhankelijkheid van slimme zorgtechnologie is te nuanceren omdat we al in enige mate afhankelijk zijn van technologie in het dagelijks leven en de winst, te weten meer autonomie, meer kwaliteit van leven met slimme zorgtechnologie, opweegt tegen de eventuele afhankelijkheid. Onze attitude ten opzichte van de technologie speelt hierin een belangrijke rol.

Duurzame gezondheidzorg

eHealth heeft de potentie om een bijdrage te leveren aan duurzame gezondheidszorg. De focus in de benutting van eHealth ligt nu sterk op empowerment van de patiënt of meer efficiëntie op onderdelen van zorg. In de toekomst kan eHealth een werkelijke bijdrage leveren aan duurzame gezondheidszorg, door een focus op substitutie en systeeminnovatie van de zorg als geheel. Patiëntempowerment en meer efficiëntie maken daar onderdeel van uit. Dit is een langlopend proces, maar wel een met potentie en urgentie.

Het aardige is dat de bereikte duurzaamheid de landsgrenzen kan overstijgen. Niet alleen op nationaal niveau maar ook op internationaal niveau is er een onbalans tussen zorgvraag en -aanbod. In ontwikkelingslanden is dit overduidelijk. De potentie van duurzame gezondheidszorg, waarin eHealth een rol speelt, kan bijdragen aan vermindering van het zorgcapaciteitsprobleem in ontwikkelingslanden. Een app die gezondheidsinformatie bevat kan eenvoudig in meerdere talen aangeboden worden. Zo kan deze kennis in ontwikkelingslanden gemakkelijker benut worden, omdat gebruik van mobiel internet, vanwege de ontbrekende infrastructuur, daar wijdverbreid is. Websites in mobiel format, e-books, allemaal kennisdragers die de landsgrenzen kunnen overstijgen. Voor zelfhulpmodules of videoconsultatie kan hetzelfde gelden. De ontwikkelaar of aanbieder hoeft zich niet in dezelfde regio te bevinden als de eindgebruiker.

eHealth?

De toekomst van eHealth biedt vele mogelijkheden. Maar bestaat eHealth over 10 jaar nog wel? Of is eHealth dan zo ingeburgerd in de zorg dat we weer spreken over 'de gezondheidszorg' waar eHealth een onderdeel van is in plaats van een losse tak van sport.

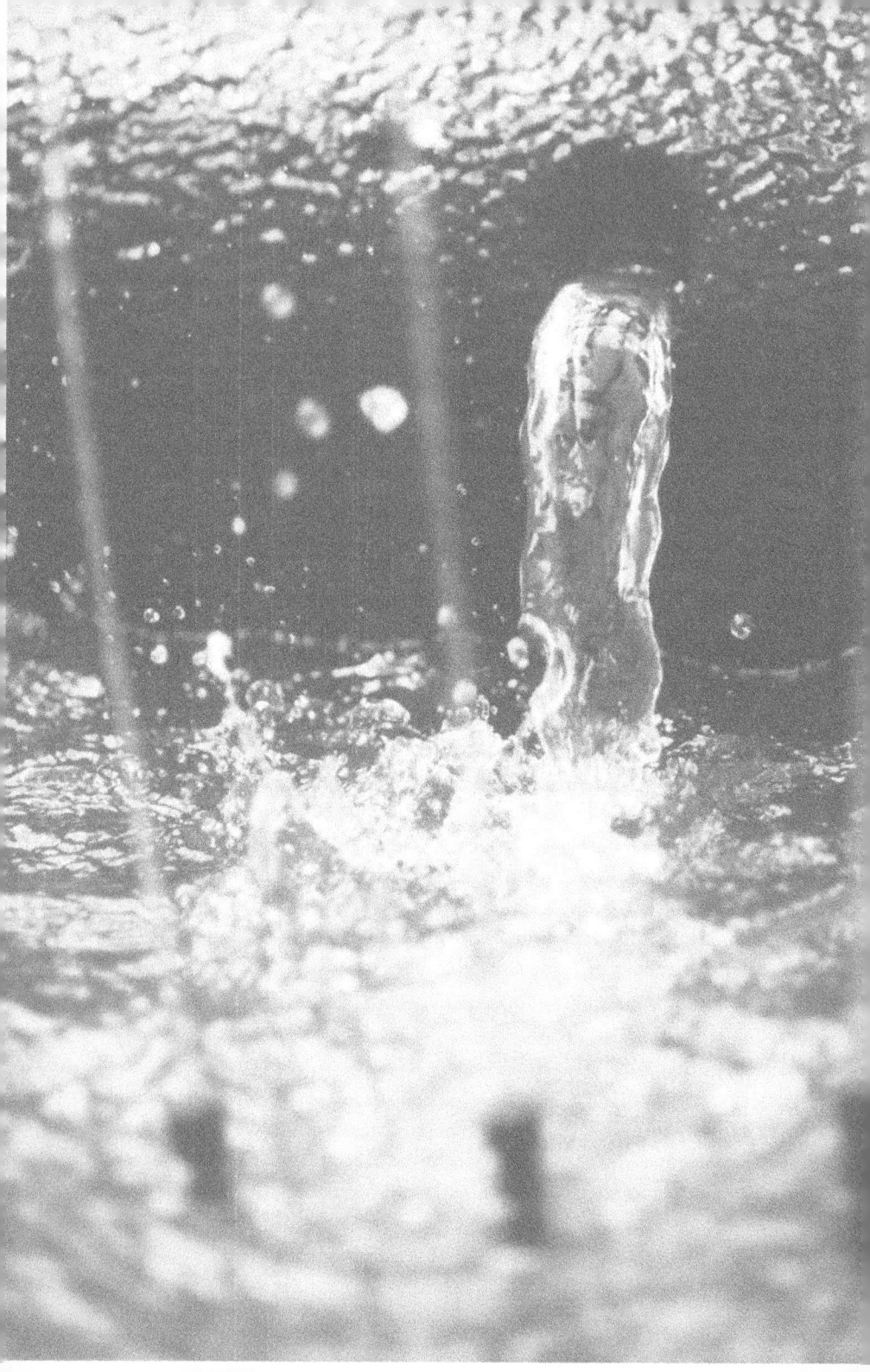

Bijlage 1: Begrippenlijst

a-synchroon contact: vormen van online contact waarbij men niet tegelijkertijd online is, denk aan e-mail, of Twitter, of Facebook.

Complementaire eHealth-interventies: interventies die in aanvulling op de reguliere face-to-face zorg worden gebruikt.

E-buy: hieronder vallen alle gezondheidsproducten die online te koop zijn. Denk aan medicatie, maar ook aan zorgapplicaties zoals een bloeddrukmeter of hartritmemeter. Het zijn producten die over het algemeen zonder tussenkomst van een professional aangeschaft kunnen worden.

eHealth: wordt gedefinieerd als het gebruik van informatie- en communicatietechnologieën, onder andere internettechnologie, gericht op de patiënt in het primaire zorgproces, met als doel het verbeteren van de individuele gezondheid en de gezondheidszorg. Deze definitie is grotendeels ontleend aan de definitie van de RVZ (2002) en NPCF (2008).

eHealth-interventies: hieronder vallen de concrete zorgtoepassingen die passen binnen de definitie van eHealth.

Empowerment: een proces van bewustwording van je mogelijkheden om invloed uit te oefenen, keuzes te maken en mee te beslissen, waarbij controle, lees zeggenschap over eigen leven, een belangrijk kernbegrip is. Empowerment in de zorg is gebaseerd op vier aspecten die betrekking hebben op de denkwijze, communicatie en uitvoering van de zorg: *attitude*, *kennis*, *dialoog* en *samenwerking*.

Face-to-face contact: letterlijk van gezicht tot gezicht, dus van persoon tot persoon. Ook wel aangeduid als F2F, of IRL: in real live, in het echt, persoonlijk.

Gezondheid2.0: de RVZ (2010) pleit voor de term Gezondheid2.0 in plaats van Zorg2.0 omdat zorg nog te veel door anderen verleend wordt en daarmee per definitie een ongelijkwaardigheid inhoudt.

Health2.0/Zorg2.0: een term gebaseerd op de ontwikkelingen en versies van internet. Web1.0 is de term die men achteraf gebruikte voor het internet dat in de jaren '90 voor de particulier beschikbaar werd en waar men vooral informatie kon opzoeken, als het ware éénrichtingsverkeer. Inmiddels spreekt men over Web2.0, het huidige internet waarin men niet alleen informatie kan opzoeken, maar ook zelf informatie kan toevoegen. Web2.0 is een medium waarin tweerichtingsverkeer mogelijk is, waarbij openheid centraal staat. Over de ontwikkelingen richting Web3.0 zegt Heldoorn (2008) dat dit niet meer draait om informatie, maar om kunstmatige intelligentie: communiceren met het web alsof het een andere persoon is. Ook in de zorg wordt de aanduiding 2.0 gebruikt, om de ontwikkeling van eenrichtingsverkeer naar tweerichtingsverkeer in de zorg aan te duiden. De term Health2.0 deed daarmee zijn intrede in de wereld van eHealth. De gedachte erachter is dat door de integratie van eHealth in de reguliere zorg en daarmee de ontwikkeling van gezondheidszorg tot Health2.0 de patiënt stem krijgt in de zorg waardoor er ook hier tweerichtingsverkeer in de zorgverlening ontstaat.

Participatory Healthcare (Engelen, 2010; RVZ, 2010): in plaats van Health2.0 of Zorg2.0. De kern blijft echter hetzelfde; het gaat om een nieuwe wijze van zorgverlening waarin de regie niet langer alleen bij de zorgverlener ligt, maar patiënt en zorgverlener gezamenlijk de regie delen, samen kennis inbrengen en gezamenlijk verantwoordelijk zijn voor goede zorgverlening. De patiënt participeert en de relatie tussen zorgverlener en patiënt wordt gekenmerkt door communicatie en interactie: dus participatieve zorg of participatory healthcare

Patiënt: de term die gebruikt wordt om zowel zorgvragers in het algemeen als patiënten, cliënten en ouderen met een zorgvraag aan te duiden. De term cliënt zou mogelijk meer passend zijn in het gelijkheidsprincipe, maar voor de duidelijkheid is gekozen voor de term patiënt.

Professional en zorgverleners: twee termen die gehanteerd worden. De term zorgverlener wordt gebruikt indien zorgverleners in het algemeen bedoeld worden. Dat kan variëren van de verpleegkundige tot therapeuten of artsen. De term professional wordt gebruikt daar waar de inhoud alleen betrekking heeft op de doelgroep die in de gezondheidszorg aangeduid wordt als de professional: de hulpverlener met een BIG-registratie en een breedgedragen beroepscode.

RFID: Radio Frequency Identification, een technologie die gebruikt wordt om informatie draadloos tussen (mini) computers te verzenden.

Synchroon contact: online contact waarbij men wel tegelijkertijd online aanwezig is: chatten of skypen bijvoorbeeld.

Substituties: technologische toepassingen als vervanging van personeel in zorginstellingen (Huson e.a., 2008).

Bijlage 2: eHealth en empowerment

De relatie tussen eHealth en empowerment komt vaak terug. Waar men bij kwaliteit van leven wel een beeld heeft, is het begrip empowerment wel veel gebruikt maar weinig gedefinieerd. Hieronder eerst een algemene verkenning van het begrip waarna de definitie voor empowerment volgt, vanuit het perspectief van de patiënt én de zorgverlener, en ten slotte uitgebreider ingegaan wordt op de effecten van eHealth op patiëntempowerment.

B2.1 Wat is empowerment?

Empowerment kent meerdere definities in de literatuur. Empowerment van patiënten wordt beschreven als een proces waarbij controle, lees zeggenschap over eigen leven, een belangrijk kernbegrip is. Empowerment wordt gezien als een proces van persoonlijk en maatschappelijk sterker worden: veerkracht ontwikkelen en macht en invloed verwerven (Jacobs, 2008). Van Regenmortel (2009) voegt hier het ontwikkelen van kritisch bewustzijn en participatie aan toe. Het is een doorgaand versterkingsproces. Dit proces van empowerment verloopt via erkenning, waardering en herkenning, naar het ervaren van succes, perspectief op weg naar een hernieuwd gevoel van eigenwaarde en regie (Jacobs 2008; Van Haaster & Wijnen, 2005).

Dit overziend kan een volgende grafische weergave van het proces van empowerment worden gegeven:

Proces van empowerment

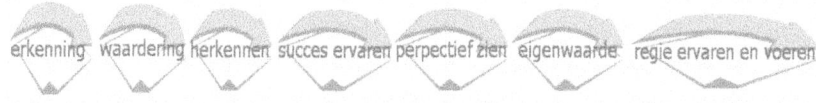

Empowerment is een proces, van bewustwording, van je mogelijkheden om invloed uit te oefenen, keuzes te maken en mee te beslissen. De dialoog is het uitgangspunt om te werken aan empowerment en participatie (Jacobs, 2008). Deze dialoog tussen patiënt en hulpverlener is niet vrijblijvend. De

Bijlage 2: eHealth en empowerment

inhoud dient van wezenlijk belang te zijn voor alle gespreksdeelnemers. Een wezenlijke dialoog vraagt participatie van beide partijen en denken vanuit twee perspectieven; dat van de patiënt én dat van de zorgverlener. Het vraagt de combinatie van professionele kennis en ervaringsdeskundigheid. Patiëntparticipatie vormt de basis voor de dialoog. Ervaringskennis en patiëntperspectief zijn de basis voor participatie. Daarmee ontstaat het volgende model dat als basis dient voor de uitwerking van de aspecten van het concept empowerment.

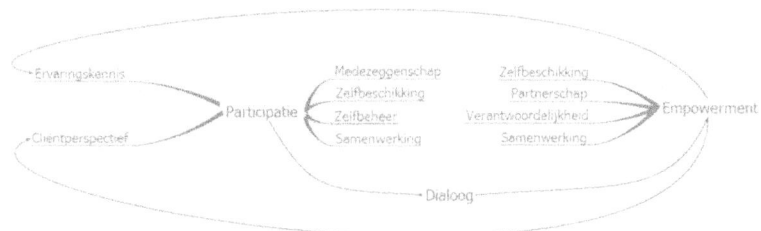

Model: Ervaringskennis, participatie en empowerment, S. Timmer 2010

B2.2 Empowerment voor patiënt en zorgverlener

De literatuur overziend kan gesteld worden dat empowerment in de zorg gebaseerd is op vier aspecten die betrekking hebben op de denkwijze, communicatie en uitvoering van de zorg. De vier aspecten worden hieronder toegelicht waarna deze geconcretiseerd zijn in een model en een beschrijving van empowerment voor patiënt en zorgverlener.

Centrale begrippen in het conceptuele model voor empowerment zijn de aspecten *kennisinbreng* en *attitude*. Beide zijn de basis voor het denken, communiceren en uitvoeren van de zorg. Empowerment vraagt een verandering in attitude van patiënt en zorgverlener, zodat er ruimte ontstaat voor gecombineerde, complementaire kennisinbreng. Het perspectief van de patiënt naast dat van de professional. Ervaringskennis in combinatie met professionele kennis. Dit leidt tot een *dialoog*. De dialoog bestaat uit gedeelde zeggenschap en zelfbeschikking. Zeggenschap is de mate waarin de patiënt een gelijkwaardige rol heeft in de dialoog met de zorgverlener. Dit vraagt dat beiden in staat zijn zowel hun mening te verwoorden als te luisteren naar andermans mening. Zelfbeschikking is het (mede) zelf kunnen bepalen, de regie kunnen voeren in de besluitvorming, keuzes en verantwoordelijkheden. De regie in de besluitvorming zou bij de patiënt moeten liggen omdat het zijn gezondheid betreft. De professional adviseert richting aanbevolen zorg, gebaseerd op de gecombineerde kennisinbreng. Het is de patiënt die uiteindelijk besluit, op basis van dialoog en gecombineerde kennisinbreng. Voor de uitvoering van de zorg geldt het laatste aspect: *samenwerking*. Dit bestaat uit zelfbeheer en gezamenlijkheid. Zelfbeheer staat voor de rol van de patiënt in de uitvoering van de zorg, gezamenlijkheid staat voor de gedeelde rol van patiënt en professional.

Wanneer empowerment van de patiënt en de zorg-verlener vanuit de vier aspecten beschouwd wordt levert dat een beschrijving op van het conceptueel model voor beiden. In de volgende twee paragrafen zijn de aspecten en hun samenhang beschreven, voor patiënt en zorgverlener, en in een model weergegeven.

B2.3 Empowerment en patiënten

Empowerment is niet alleen een staat van zijn. Het is een voortdurend proces. Zeker bij patiënten met een chronische aandoening. Een proces van steeds weer zoeken, gebaseerd op een zich ontwikkelde of ontwikkelende basisvaardigheid om empowered te zijn. Empowerment vraagt van de patiënt dat deze zichzelf als primair verantwoordelijk voor eigen gezondheid en gezondheidszorg ziet. Dit vraagt van de patiënt dat deze zich actief opstelt, mondig is en met voldoende zelfrespect en zelfvertrouwen de *dialoog* aangaat. Dit vraagt tevens vertrouwen in eigen kunnen. Om te kunnen verwoorden wat je denkt, ervaart en wenst. Om kritisch te kunnen meedenken. Om zijn aandeel te nemen in de *kennisinbreng*. Het vraagt een *attitude* waarin men enerzijds vertrouwen in eigen kunnen heeft en erop vertrouwt in staat te zijn invloed uit te oefenen op je gezondheid en de benodigde gezondheidszorg. Maar anderzijds vraagt het ook een bereidheid tot *samenwerking* en een realistisch zelfbeeld. Van eigen mogelijkheden en beperkingen als gevolg van de aandoening of van eigen mogelijkheden om in zelfbeheer zorginitiatieven te ontplooien. Het is een besef van autonomie in verbondenheid met een groter gezondheidszorgsysteem en andere actoren hierin, waardoor ook in gezamenlijkheid zorginitiatieven ontplooid kunnen worden.

Bijlage 2: eHealth en empowerment

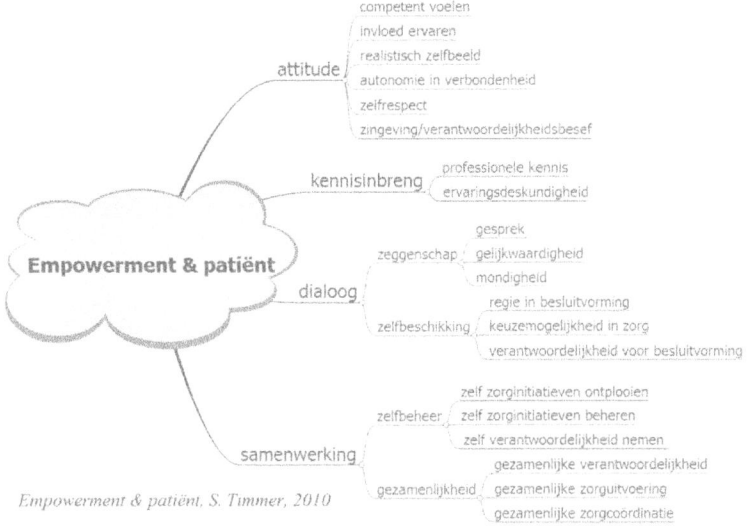

Empowerment & patiënt, S. Timmer, 2010

B2.4 Empowerment en zorgverleners

De vertaling naar de zorgverlener is niet moeilijk. Een empowerende zorgverlener werkt vanuit een *attitude* waarin het delen van informatie (*kennisinbreng*), *dialoog* en een andere wijze van zorg verlenen centraal staan. Dit laatste is idealiter een combinatie van luisteren en aandacht geven, informatie delen en vragen, durven leren van de ander, ruimte creëren voor democratisch overleg en delen en expliciteren van verantwoordelijkheden, kortom *samenwerking*. De zorgverlener zal zijn macht in besluitvorming en uitvoering van de zorg moeten leren delen met de patiënt. Ook zal hij moeten leren de patiënt mede verantwoordelijk te laten zijn voor diens gezondheid en gezondheidszorg. Het vraagt van de zorgverlener om niet alleen zorg te verlenen, maar te investeren in een duurzame samenwerkingsrelatie met de patiënt.

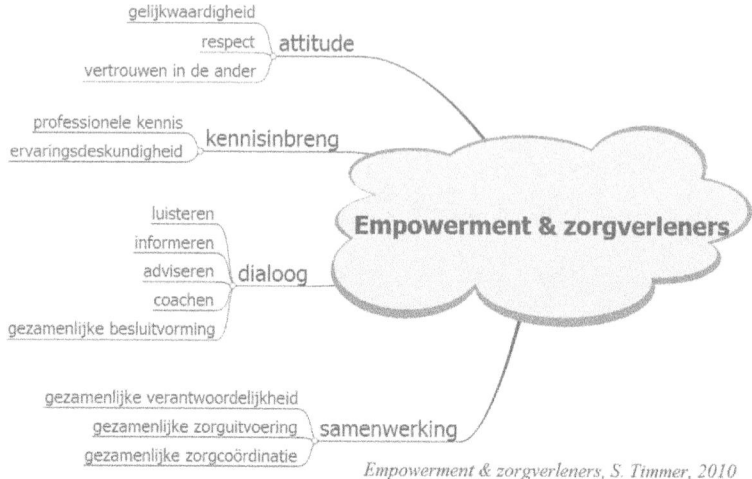

Empowerment & zorgverleners, S. Timmer, 2010

B2.5 Vergelijkend

Het begrip empowerment is uitgewerkt en bestaat uit de vier aspecten attitude, kennisinbreng, dialoog en samenwerking. Alhoewel voor patiënt en zorgverlener dezelfde aspecten het conceptuele model vormen, is de invulling hiervan voor beiden verschillend. Dat blijkt uit de subaspecten waarmee de modellen ingevuld zijn. Zo bestaat bijvoorbeeld attitude bij de patiënt vooral uit subaspecten die betrekking hebben op de patiënt, denk onder andere aan zich competent voelen en invloed ervaren. De invulling van de attitude van de zorgverlener is meer vanuit de relatie met subaspecten als gelijkwaardigheid en vertrouwen in de ander. Een ander opvallend verschil betreft het aspect samenwerking. Voor de patiënt bevat dit ook het subaspect zelfbeheer wat staat voor het in eigen beheer zonder tussenkomst van de zorgverlener uitvoeren van zorginitiatieven. Dit subaspect ontbreekt logischerwijs bij het model voor de zorgverlener.

Bijlage 2: eHealth en empowerment

B2.6 eHealth en empowerment

Uit onderzoek naar de invloed van eHealth en eHealth-interventies op empowerment van de patiënt (Timmer, 2010) is gebleken dat deze mogelijkheden creëren om op alle vier de aspecten van empowerment van de patiënt positieve invloed te hebben. Een regieverschuiving wordt voorzichtig zichtbaar, in de dialoog, in de samenwerking en in de omgang met kennis. eHealth en eHealth-interventies verbeteren de mogelijkheden voor de patiënt om een centralere rol te spelen in zijn zorgproces. Zo vragen en bevorderen eHealth en de eHealth-interventies een andere attitude van de patiënt. Een attitude met meer eigen verantwoordelijkheid en behoud van autonomie. Een groot aantal eHealth interventies kunnen het gevoel van competentie positief beïnvloeden, denk aan online informatie, social media, zelftesten, maar ook online behandeling, domotica of zorg-op-afstand of telemedicine/telecare. Verder is over de invloed op de attitude nog weinig bekend, mogelijk omdat eHealth en eHealth-interventies nog redelijk nieuwe fenomenen zijn, die hun beslag op de attitude van de patiënt nog moeten krijgen.

Ook uit de toegenomen mogelijkheden tot kennisdeling blijkt dat eHealth empowerment kan bevorderen. eHealth als fenomeen faciliteert gedeelde kennisinbreng. Op interventieniveau lijken vooral online informatie, social media, e-communicatie en PHR hieraan een bijdrage te kunnen leveren.

Voor dialoog en samenwerking geldt dat eHealth in zijn algemeenheid eraan kan bijdragen dat de patiënt meer de regie krijgt in zijn zorgproces: een gesprekspartner wordt en mede verantwoordelijk wordt voor de zorgverlening. Op interventieniveau is een splitsing te maken in interventies voor de patiënt met betrokkenheid van een zorgverlener (in gezamenlijkheid) en zonder betrokkenheid van een zorgverlener (in zelfbeheer). Deze hebben een andere invloed op patiëntempowerment. Dit blijkt uit de toegenomen mogelijkheden tot zelfbeheer en zelfbeschikking voor eHealth-interventies die patiënten zonder tussenkomst van een zorgverlener kunnen gebruiken. Waar het interventies betreft waar patiënt en zorgverlener beiden mee te maken hebben ontstaat er meer gezamenlijkheid en een gelijkwaardige dialoog, onder andere door de toegenomen mogelijkheden tot kennisdeling. Patiënt en zorgverlener kunnen hierdoor meer en meer een samenwerkingsrelatie krijgen.

B2.7 Verplichting tot empowerment

De vraag kan ontstaan of eHealth en empowerment verplicht moet worden. Dit vraagt echter een wat genuanceerder blik. Vanwege de kostenkant van de zorg en dus de gezamenlijke verantwoordelijkheid om duurzame zorg te ontwikkelen, wordt onderschreven dat eHealth en empowerment een verplichting met zich mee kunnen brengen. Tegelijkertijd moet ook geconstateerd worden dat dit niet bij iedereen haalbaar is. Niet iedereen kan of wil de omslag naar de 'empowerde patiënt' maken. De algemene opinie in het veld is dat het wel zinvol is te streven naar empowerment en gebruik van eHealth maar dat we tegelijkertijd ook oog moet houden voor de patiënt en zijn keuze moeten respecteren. Balanceren dus tussen moeten en kunnen, tussen rechten, plichten en keuzevrijheid.

Boevink, W. (2000). Ervaring, ervaringskennis, ervaringsdeskundigheid. *Deviant*, 26, 4-9.

Borghuis, I. (2007). *Zorg-op-afstand Dichterbij*. Utrecht: Actiz.

Boonstra, A. et al. (2008). *Kijken op afstand, een leerzaam alternatief. Onderzoek naar de effectiviteit en efficiency van Koala telecare en telecure*. Groningen: Rijksuniversiteit (RuG/RHO).

Boshuizen, D. (2008). *Zorg-op-afstand met behulp van ICT. Deelproject: inventarisatie van praktijkvoorbeelden en stimuleringskansen*. Den Haag: Nictiz.

Bruin, J. de en Ventevogel, A. (2007). *Patiëntencommunities op het Web. Theorie en praktijk*. Amsterdam: VU-uitgeverij.

Chamberlin, J. (1997). A working definition of empowerment. *Psychiatric Rehabilitation Journal Volume, 20(4)*, 43-46.

Chew, C. & Eysenbach, G. (2010). Pandemics in the age of twitter: Content Analysis of Tweets during the 2009 H1N1 Outbreak. *PloS ONE, Volume 5, Issue 11, e14118*.

Claus, E. (2007) *ICT in de thuiszorg, wetenschappelijk onderzoek naar de beïnvloedende factoren met betrekking op acceptatie van ICT door thuiszorgmedewerkers*. Maastricht: Faculteit gezondheidswetenschappen, Universiteit Maastricht.

Dantuma, L. (2009). *Mobile health, de valkuilen voor zorginstellingen*, http://www.frankwatching.com/archive/2010/07/05/mobileHealth-de-valkuilen-voor-zorginstellingen/

De praktijk index, Motivaction, De praktijk & Berkhout, J. in opdracht van ministerie van VWS. (juni 2009). *Wat werkt bij wie, een doelgroepbenadering bij innovatie in zorg en preventie*. http://www.zorginnovatieplatform.nl/upload/file/Watprocent20werktprocent20bijprocent20wie.pdf

Engelen, L. (2010). *Een heel klein boekje over zorg 2.0*. UMC St Radboud: Nijmegen.

Engelen, L. (2011). *Health2.0 The update*. Delft: Eburon Acedemic Publishers.

Flim, C. (2009). *Zorg-op-afstand, het perspectief van de zorgprofessional in de langdurige zorg.* Den Haag: Nictiz

Geertsema, R. (2008). *Nieuwe technologieeen, rapportage ten behoeve van SGZ-2008.* Bilthoven: RIVM.

Gemert-Pijnen, J. van, Eikamp, M.H., Nijland, N. & Empelman, M.T. (2005). *Elektronische consultatie in de praktijk.* Enschede: Faculteit gedragswetenschappen i.o.v. CvZ, Universiteit Twente.

Gerards, R. (2010). *De patiënt als gezagvoerder, de dokter als copiloot. De weg naar een gedigitaliseerde zorgrelatie.* Den Haag: Nictiz, RvZ (g.p.)

GGZ Nederland (2009). *Naar herstel en burgerschap, Visie op de (langdurende) zorg aan mensen met ernstige psychische aandoeningen.* Publicatienummer: 2009-349.

Grin, J., Haar-van Twillert, E. ter & Stevens, P. (2008). *Kwalitatieve rapportage 2008 van de monitor zorg-op-afstand. Zorg-op-afstand: altijd aanwezig en juist dichtbij.* Amsterdam: UvA/ActiZ, programma Zorg-op-afstand, dichterbij.

Groot, G. de (2010). *Chatten: uitdaging of drempel? Methodische handleiding voor toegankelijke online hulpverlening.* Amsterdam: Uitgeverij SWP.

Haaster, H.P.M. van, (2001). *Cliëntenparticipatie.* Bussum: Coutinho.

Haaster, H. van & Wijnen, A. van. (2005) *Ervaringskennis en ervaringsdeskundigheid, omschrijving en positionering. Ervaringskennis werkt!* VersieGroep. (g.p.)

Harrison, I. (2004). *Geniaal, uitvindingen die onze wereld veranderden.* Fontaine uitgevers.

Heldoorn, M. (2008). *Gezondheid 2.0, Toekomst en betekenis van eHealth voor de zorgconsument.* Utrecht: Nederlandse Patiënten Consumenten Federatie (NPCF).

Heldoorn, M., Herk, E. van & Veereschild, S. (2011). *Patiëntportalen in Nederland, online inzage in mijn medische gegevens.* Den Haag: Nictiz.

Hollestelle, M.L., Hilbers, E.S.M., Tienhoven, E.A.E. van & Geertsma, R.E. (RIVM) (2005). *Geavanceerde medische technologie in de thuissituatie: inventarisatie, gebruikersaantallen en risico's.* Rapport 265011004/2005. Bilthoven: RIVM.

Hoorn, E. van, Bellemakers, C. & Koster-Dreese, Y. (2003). *De kleine zelfbeschikking en de herovering van vraagsturing.* Kantel Konsult i.s.m. IGPB (g.p.).

Huson, A. & Nordeman, L. (2008). *Technologische ontwikkelingen in de GGZ: e-mental health en substituties nader bekeken.* Stichting Pandora (g.p.)

Inspectie voor de Gezondheidszorg (2009). *Toepassing van domotica in de zorg moet zorgvuldiger.* Den Haag: Inspectie voor de Gezondheidszorg.

Jacobs, G. (2008). *Empowerment en doelgroepparticipatie in de gezondheidsbevordering en preventie.* Empowerment & public health. www.gabyjacobs.com

Jong, R. de & Kruijswijk Jansen, J. (2010). *ICT-zorg: verpleegkundigen aan zet! Boodschappen vanaf de werkvloer over implementatie van ICT in de zorg.* Leiden: STG/Health Management Forum.

Keijser, W.A. (2005). *Online gezondheidsinformatie en lotgenotencontact*: eHealth serie, deel 1. Utrecht: Wacomed.

KenI (m.m.v. VWS, EZ, SenterNovem, OCW, LNV een samenwerking tussen de interdepartementale programmadirectie Voorbereid door 'team zorg') en het Innovatieplatform (2008). *Probleemanalyse innovatie in de zorg.* Den Haag: KenL.

Kleijn, E. de, Campagne, A.E., Paagman, H.R. & Smit, M. (2007). *Slimmer werken in de Zorg R0623009/018-31030.01.02.* Hoofddorp: TNO.

KNMG, NVEH, EhealthNu (2011). *eHealth in beeld, 21 praktijkverhalen over digitaal dokteren.* (g.p.)

Koning, J. de (2004). *Empowerment, product of missie?* www.vrijbaan.nl

Kranenburg, K. van, Slot, M., Staal, M. & Burgmeijer, J. (2006). *Serious Gaming, onderzoek naar knelpunten en mogelijheden van serious gaming.* Delft: TNO

Leeuwen, H. van, Teeuw, W.B. & Griffioen, P.S. (2009). *De computer verdwijnt, leve de computer! Toepassingen van ambient intelligence in werkomgevingen.* Enschede: Saxion Hogescholen.

Linthorst, H.J. (2006). *De mogelijkheden van ICT in het effectiever en efficiënter functioneren van de diabetesketen.* Enschede: Faculteit elektrotechniek, wiskunde en informatica, Universiteit Twente.

Marrewijk, L. van. (g.d) *Serious Health game is geen spelletje.* Utrecht: NPCF.

Meijnckens, L. (2009). *Online geestelijke gezondheidszorg, een stille revolutie.* http://www.frankwatching.com/archive/2009/02/09/online-geestelijke-gezondheidszorg-een-stille-revolutie/

Meijnckens, L. (2010). *Medicine2.0, internet verandert de gezondheidszorg ingrijpend.* http://www.frankwatching.com/archive/2010/12/07/medicine-2-0-internet-verandert-gezondheidszorg-ingrijpend/

Meijnckens, L. (2011). *7 principes voor succesvolle implementatie van eHealth in je organisatie.* http://www.frankwatching.com/archive/2010/11/22/7-principes-voor-succesvolle-implementatie-van-eHealth-in-je-organisatie/

Murrel, K.L. & Meredith, M. (2000). *Empowerment van werknemers.* Schoonhoven: Academic Service.

Nijland, N. (2010). *Grounding eHealth, Towards a holistic framwork for sustainable eHealth technologies.* Enschede: University of Twente.

Nouws, H. (2008). *Klant in beeld. Handreiking cliëntprofielen en aanbodsarrangementen bij Zorg-op-afstand en beeldcommunicatie.* Utrecht: Actiz.

Oppenmeer, L. (2009). Digibeet of digipeut. Psychotherapie en de digitale wereld. *Tijdschrift voor Psychotherapie, 35*(4), 299-301.

Peeters, P.H. (2009). De zorgverlener als familielid, social media als mental support voor patiënt. *Zorgmarkt, 12,* 27.

Peeters, J.M. & Francke, A.L. (2009). *Monitor Zorg-op-afstand, Verslaglegging van de peiling eind 2008/begin 2009.* Utrecht: Nivel.

Peeters, J.M., Veer, A.J.E. de & Francke, A.L. (2008). *Monitor Zorg-op-afstand, verslaglegging van de peiling najaar 2007.* Utrecht: Nivel.

Porter & Novelli (2011). *Helft Nederlanders wil mening van patiënten lezen op ziekenhuiswebsites.* http://www.porternovelli.nl/?p=624

Regenmortel, T. van. (2009). Empowerment als uitdagend kader voor sociale inclusie en moderne zorg. *Journal of Social Interventions: theory and practice. 18*(4), 22-42.

Rijen, A.J.G. van (in opdracht van de RVZ) (2005*). Internetgebruiker en veranderingen in de zorg.* Zoetermeer: Raad voor Volksgezondheid en Zorg. Rijswijk: Quantes.

Rip, A. (2005). Om de kwaliteit van ervaringskennis ('On the quality of experience-based knowledge'), in: H. van Haaster & Y. Koster-Deese (eds.). *Ervaren en weten. Essays over de relatie tussen ervaringskennis en onderzoek (To experience and to know. Essays on the relation between experience-based knowledge and research)* (27-39). Utrecht: Uitgeverij Jan van Arkel. ISBN 90-6224-465-3

Riper, H. (2008). *Curbing problemdrinking in the digital calaxy.* Amsterdam: Faculty of psychology and education, Vrije Universiteit.

Riper, H., Smit, F, Zanden, R. van der, Conijn, B., Kramer, J. & Mutsaers, K. (2007). *E-mental health, High Tech, High Touch, High Trust, programmeringstudie e-mental health in opdracht van het ministerie van VWS.* Utrecht: Trimbos instituut.

RVZ (2005). *Van weten naar doen.* Rijswijk: Quantes.

Raad voor Volksgezondheid en Zorg (2010). *Gezondheid 2.0, u bent aan zet.* Den Haag: RVZ.

Salzman, W.H. (2004). *Zorg met ICT, Een strategische verkenning aan de hand van diabetes mellítus.* Diemen: College voor Zorgverzekeringen.

Schalken, F. e.a./stichting E-hulp.nl (2010). *Handboek online hulpverlening: hoe onpersoonlijk contact heel persoonlijk wordt.* Houten: Bohn, Stafleu van Loghum.

Schuurmans, J.G., El-Hadiday, F.M., Krom, A. & Walhout, B. (2007*). Ambient Intelligence, Toekomst van de zorg of zorg van de toekomst?* Den Haag: Rathenau Instituut.

Spek, V. (2007). *Internet-based cognitive behaviour therapy for subthreshold depression in people over 50 years old.* Ridderkerk: Ridderprint B.V.

Timmer, S. (2010). *Empowerment, het begrip ontleed.* http://duurzamegezondheidszorg.nl/wp-content/uploads/2011/07/ Empowerment-het-begrip-ontleed_1005021.pdf

Timmer, S. (2010). *Patiënt aan de knoppen, inventariserend onderzoek naar eHealth (interventies) en empowerment.* http://duurzamegezondheidszorg.nl/wp-content/uploads/2011/07/ Patient-aan-de-knoppen-e-health-en-empowerment_STimmer-okt2010.pdf

Tjalsma, D. (2007). *Remote control! Toekomst en betekenis van telemedicine voor de zorggebruiker.* Utrecht: NPCF.

Velde, F. van der, Cihangir, S. & Borghans, H.I. in opdracht van Inspectie voor de Gezondheidszorg (mei 2008). *EHealth en domotica in de zorg: Kans of risico?* Utrecht: Prismant.

Versluis, N. & Rombout, B. Ambient technology, who cares? *Tijdschrift voor Verzorging en Beheer,* juli/augustus uitgave. Geraadpleegd op 21 dec 2009.
http://zorginnovatieplatform.nl/upload/file/Documentatie/Ambientprocent20v2.pdf

VWS (2011). *Meer bevoegdheden voor de verpleegkundig specialist en physician assistant.*
http://www.rijksoverheid.nl/ministeries/vws/nieuws/2011/02/11/meer-bevoegdheden-voor-verpleegkundig-specialist-en-physician-assistant.html

Will, M. (2007). *De Diabetescoach... telemedicine voor de massa.* Medicinfo (g.p.).

Willems, C.G. (g.d.) *De toepassing van domotica in de zorg anno 2007, hoe kansen en mogelijkheden te benutten?* Hoensbroek: iRv, Kenniscentrum voor Revalidatie en Handicap.

Willems, C.G. *Komen tot succesvolle inplementatie van Digital Care.* Saxion hogeschool, lectoraat technologie in zorg en Welzijn & Kenniscentrum Zorg en Technologie Hz Zuyd.

Meer weten over eHealth?

Op www.changinghealthcare.nl zijn veel praktijkvoorbeelden te vinden, geordend op zorgsector of onderwerp.

De site www.duurzamegezondheidszorg.nl bevat een forum waar men kan discussiëren over de waarde van eHealth, bevindingen kan uitwisselen of tips kan zoeken of delen.

GPSR Compliance

The European Union's (EU) General Product Safety Regulation (GPSR) is a set of rules that requires consumer products to be safe and our obligations to ensure this.

If you have any concerns about our products, you can contact us on

ProductSafety@springernature.com

In case Publisher is established outside the EU, the EU authorized representative is:

Springer Nature Customer Service Center GmbH
Europaplatz 3
69115 Heidelberg, Germany

www.ingramcontent.com/pod-product-compliance
Ingram Content Group UK Ltd.
Pitfield, Milton Keynes, MK11 3LW, UK
UKHW021300180426
11947UKWH00015B/935